RECHERCHES STATISTIQUES

SUR LES

SYMPTOMES HABITUELS

DE

L'ACCÈS ÉPILEPTIQUE

PAR

le Docteur E.-S. DÁVILA

ANCIEN EXTERNE DES HÔPITAUX DE PARIS

PARIS
LIBRAIRIE MÉDICALE ET SCIENTIFIQUE
JULES ROUSSET
1, RUE CASIMIR-DELAVIGNE ET 12, RUE MONSIEUR-LE-PRINCE

1915

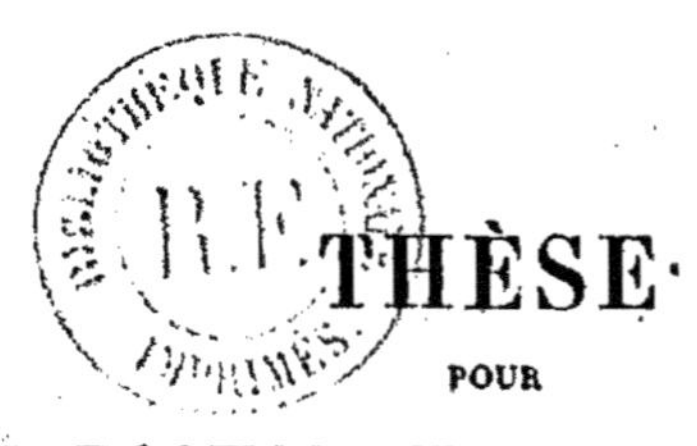

THÈSE

POUR

LE DOCTORAT EN MÉDECINE

FACULTÉ DE MÉDECINE DE PARIS

Doyen : M. LANDOUZY.

Professeurs

Anatomie	MM. NICOLAS.
Physiologie	CH. RICHET.
Physique médicale	WEISS.
Chimie organique et chimie générale	DESGREZ.
Parasitologie et histoire naturelle médicale	BLANCHARD.
Pathologie et thérapeutique générales	ACHARD.
Pathologie médicale	WIDAL. TEISSIER
Pathologie chirurgicale	LEJARS.
Anatomie pathologique	PIERRE MARIE.
Histologie	PRENANT.
Opérations et appareils	AUGUSTE BROCA.
Pharmacologie et matière médicale	POUCHET.
Thérapeutique	MARFAN.
Hygiène	CHANTEMESSE.
Médecine légale	THOINOT.
Histoire de la médecine et de la chirurgie	LETULLE.
Pathologie expérimentale et comparée	ROGER.
Clinique médicale	DEBOVE. LANDOUZY. GILBERT. CHAUFFARD.
Maladies des enfants	HUTINEL.
Clinique de pathologie mentale et des maladies de l'encéphale	GILBERT BALLET
Clinique des maladies cutanées et syphilitiques	GAUCHER.
Clinique des maladies du système nerveux	DEJERINE
Clinique chirurgicale	DELBET. QUENU. RECLUS. HARTMANN.
Clinique ophtalmologique	DE LAPERSONNE
Clinique des maladies des voies urinaires	LEGUEU.
Clinique d'accouchements	BAR. COUVELAIRE Ribemont-Dessaignes.
Clinique gynécologique	POZZI.
Clinique chirurgicale infantile	KIRMISSON.
Clinique thérapeutique	ALBERT ROBIN

Agrégés en exercice :

MM.	MM.	MM.	MM.
ALGLAVE	GUENIOT	LERI	RICHAUD
BERNARD	GUILLAIN	LŒPER	ROUSSY
BRANCA	JEANNIN	MAILLARD	ROUVIERE
BRUMPT	JOUSSET (A.)	MOCQUOT	SAUVAGE
CAMUS	LABBÉ (H.)	MULON	SCHWARTZ
CASTAIGNE	LANGLOIS	NICLOUX	SICARD
CHAMPY	LAIGNEL-LAVASTINE	NOBECOURT	TANON
CHEVASSU	LECENE	OKINCZYC	TERRIEN
DESMAREST	LEMIERRE	OMBREDANNE	TIFFENEAU
GOUGEROT	LENORMANT	RATHERY	VILLARET
GRÉGOIRE	LEQUEUX	RETTERER	ZIMMERN
	LEREBOULLET	RIBIERRE	

Par délibération en date du 9 décembre 1798, l'École a arrêté que les opinions émises dans les dissertations qui lui seront présentées doivent être considérées comme propres à leurs auteurs, et qu'elle n'entend leur donner aucune approbation ni improbation.

FACULTÉ DE MÉDECINE DE PARIS

Année 1915 — N° —

THÈSE

POUR

LE DOCTORAT EN MÉDECINE

PAR

Enrique S. DÁVILA

ANCIEN EXTERNE DES HÔPITAUX DE PARIS

Né le 7 mars 1884, à Caballo-Cocha (Pérou)

RECHERCHES STATISTIQUES

SUR LES

SYMPTOMES HABITUELS

DE

L'ACCÈS ÉPILEPTIQUE

Président : M. ACHARD, *professeur*

PARIS

LIBRAIRIE MÉDICALE ET SCIENTIFIQUE

JULES ROUSSET

1, RUE CASIMIR DELAVIGNE ET 12, RUE MONSIEUR-LE-PRINCE

1915

A MA MÈRE

Je dédie ce travail, comme un faible témoignage de ma profonde affection.

A MON PÈRE

A MON FRÈRE

A MARIANO LUNA

AUX MIENS ET A MES AMIS

A MON MAITRE ET PRÉSIDENT DE THÈSE

MONSIEUR LE PROFESSEUR CH. ACHARD

Membre de l'Académie de Médecine
Médecin de l'Hôpital Necker
Chevalier de la Légion d'honneur

A qui nous avons le bonheur de témoigner notre profonde reconnaissance pour son haut enseignement et pour l'honneur qu'il nous a fait d'accepter la présidence de cette thèse.

A MES MAITRES

Nous sommes très heureux au moment de présenter ce travail, qui marque la fin de nos études universitaires, d'adresser ici nos sincères remerciements à nos maîtres des Hôpitaux et de cette École.

Que Monsieur le Professeur Auguste Broca, veuille bien accepter l'hommage de notre reconnaissance pour la bienveillance avec laquelle il nous a reçu dans son service des Enfants malades, nous permettant ainsi d'acquérir la pratique de son enseignement si profitable.

Nous remercions tout particulièrement Monsieur le Docteur Henri Barth, médecin de l'Hôpital Necker, de la bonté qu'il nous a toujours manifestée et des conseils éclairés qu'il nous a prodigués, lors de notre première année d'externat.

Nous adressons notre plus touchant hommage de gratitude à Monsieur le Professeur agrégé Louis Ombrédanne, chirurgien de l'Hôpital Bretonneau, pour son excellent enseignement si riche en idées générales, si fertile en conseils pratiques et pour l'honneur qu'il nous a fait de nous accueillir comme externe.

C'est avec vive émotion que nous adressons un souvenir tout spécial à notre cher maître et ami, Monsieur le Docteur Adrien Lippmann, chef de clinique à l'Hôtel-Dieu, qui nous a donné de si multiples preuves d'affectueux intérêt, en guidant nos premiers pas dans la carrière médicale.

Que Monsieur le Docteur Lucien Hudelo, médecin de l'Hôpital Broca, notre premier maître à Tenon, veuille bien agréer notre plus sincère et respectueuse reconnaissance.

Nous n'oublierons pas l'accueil paternel et nous nous souviendrons toujours de l'enseignement lumineux de Monsieur le Docteur Brühl, médecin de l'Hôpital Bichat, lorsque nous étions son externe.

Nous remercions également tous ceux qui, à des degrés différents, ont été nos maîtres : Messieurs les Professeurs Gilbert, Legueu, Pouchet, Bar et Quenu, Monsieur le Docteur Jules Voisin, médecin honoraire de la Salpêtrière, Monsieur le Professeur agrégé Ed. Schwartz, chirurgien de l'Hôpital Cochin, Messieurs les Docteurs J. Camus, Bergé, Pissavy, Chevrier et Gernez, médecins et chirurgiens des Hôpitaux de Paris, Monsieur le Docteur Fage (internat des Hospices d'Amiens).

C'est avec la plus grande joie que nous remercions notre maître de Psychiatrie, Monsieur le Docteur E. Toulouse, pour la bienveillance avec laquelle il nous a accueilli comme interne temporaire dans son service de Villejuif. Notre reconnaissance envers lui se double de la plus respectueuse affection, pour l'intérêt dont il nous a fait preuve en nous donnant ce sujet de thèse et ses précieux conseils au cours de la rédaction.

Que Monsieur le Professeur Ernesto Odriozola, Docteur de la Faculté de Paris, Doyen de la Faculté de médecine de Lima (Pérou), qui s'est fait dans l'Amérique latine le pionnier de la brillante clinique française, veuille bien accepter l'expression de nos respectueux sentiments pour l'intérêt qu'il porte à ses jeunes compatriotes diplômés en France et la sympathie avec laquelle il les accueille dans la mère patrie.

E.-S. Davila.

INTRODUCTION

—

Ayant eu l'occasion d'observer un certain nombre d'épileptiques dans le service de M. le Dr Toulouse, nous nous sommes proposé d'étudier la physionomie clinique de l'accès épileptique. Notre but était de dresser le tableau habituel de ce syndrome, de faire une sorte de schéma clinique, où chaque signe aurait sa valeur en fonction de sa fréquence. Nous ne nous sommes pas demandé si tel signe aurait plus d'importance qu'un autre — et cette étude aurait aussi une très grosse utilité, — ni quel était sa signification pathogénique, comment on pouvait l'expliquer. Notre *visée* est plus modeste et a un caractère pratique. Elle peut tenir tout entière dans cette phrase : *Etant donné un accès épileptique, comment se présente-t-il habituellement ; à quels signes — classés par ordre de fréquence — peut-on le reconnaître ?*

Il nous a semblé que cette étude, si modeste et si simple fût-elle, avait un réel intérêt de pratique médicale. Elle ne pouvait être réalisée que si nous pouvions confronter un grand nombre d'accès épileptiques de manière à tirer une sorte de description moyenne comme avec un grand nombre de photographies on peut tirer la physionomie moyenne d'un groupe.

Or, ce qui manque dans les descriptions de l'épilepsie comme aussi de beaucoup de maladies — ce sont les études de ce genre. Tous les traités nous disent bien que l'épileptique, tombant en accès, jette un cri, écume, se débat, urine sous lui ; mais qu'est-ce qui est le plus constant de tous ces signes, qu'est-ce qui est le plus important au point de vue diagnostic ? Voilà ce que les descriptions ne nous disent ordinairement pas. Et il est bien certain qu'une étude menée dans ce but dépasse le point de vue tout pratique. Car pour le pathogéniste, il est utile de savoir ce qui dans les manifestations de l'épilepsie est constant et ce qui est accessoire. Mais encore une fois ce problème n'est pas celui que nous nous sommes posé.

Pour réaliser notre dessein, nous avons procédé ainsi. Un tableau clinique, contenant l'énumération de l'accès, était dressé. La personne qui assistait à l'accident notait, ayant les malades sous les yeux, les signes qu'il observait et comment ils se présentaient. En procédant ainsi on était sûr de ne pas oublier la recherche d'un signe important, et le cadre de la recherche était fixé d'avance.

Le défaut de ce procédé, qui avait des avantages décisifs pour le but que nous poursuivons, c'est que des signes autres que ceux écrits d'avance n'étaient pas observés. Il nous fallait faire un choix de signes à observer, étant donné le peu de temps dont on dispose pendant un accès qui ne dure guère plus d'une minute. Il est bon dans tous les cas de signaler cette lacune et *en défi-*

nitive nous avons recherché le type moyen de l'accès épileptique, en observant seulement les éléments les plus communs. Ces éléments sont d'ailleurs suffisamment nombreux comme on va le voir.

Il est bon de signaler encore que les divers signes relevés n'ont pas tous la même valeur, au point de vue de leur observation soit parce qu'ils sont plus fugitifs, soit parce qu'ils sont un peu plus difficiles à remarquer. Il faut en tenir compte dans l'appréciation des résultats statistiques. Toutes ces réserves étaient bonnes à exposer pour donner son vrai sens à notre recherche.

Le schéma dont nous nous sommes servi est un questionnaire utilisé depuis de longues années par le docteur Toulouse dans son quartier spécial d'épileptiques de Villejuif. C'est par l'expérience qu'il a été amené à établir ce questionnaire qui est un schéma. Et cela est encore une réponse qu'on peut opposer à l'objection précédente.

Les personnes qui ont rempli les tableaux étaient toutes habituées à l'observation des épileptiques. Leur initiative se bornait à observer un signe simple, élémentaire sur lequel les erreurs d'interprétation étaient réduites au minimum. Comme plusieurs personnes ont contribué, dans des temps différents, à la prise de ces documents, on peut dire que s'il y a des erreurs d'observation elles sont d'ordre individuel et peuvent dans une certaine mesure se compenser.

Enfin il faut noter que l'emploi de ces aides forçait à limiter les signes recherchés aux plus visibles. Cela a un inconvénient pour une observation clinique pénétrante du syndrome épileptique ; mais cela a un avantage au point de vue pratique qui est le nôtre ; parce que nous nous proposons d'apporter au médecin praticien le schéma habituel de l'accès épileptique, schéma réduit aux signes les plus simples, mais encore suffisants pour poser un diagnostic exact.

En résumé notre but, en tenant compte de toutes ces considérations, peut être formulé ainsi : *établir un schéma de l'accès épileptique, en utilisant les signes les plus simples, les plus habituels et en même temps les plus caractéristiques en vue du diagnostic pratique de l'épilepsie.*

Les malades observées étaient des femmes, maintenues à l'asile pour des troubles mentaux liés à l'épilepsie. Le plus souvent ces troubles consistaient en un état de débilité mentale, en une incapacité de vivre la vie normale de l'ouvrière parisienne. Il ne nous a pas paru utile de faire un relevé détaillé des particularités cliniques de ces diverses malades. La grande majorité était atteinte d'épilepsie banale, dite essentielle. D'ailleurs étant donné le but que nous poursuivons, il n'était pas mauvais que toutes les épilepsies fussent représentées. Et le syndrome de l'accès est sensiblement le même avec des localisations plus ou moins accentuées. Et ce qui importe dans la pratique c'est d'abord de pouvoir établir — et d'avoir dans ce but un schéma — le tableau de l'accès épileptique courant. Il reste après à différencier cliniquement, puis pathogéniquement chaque cas d'épilepsie. Mais ce travail si important et nécessaire ne relève pas de notre étude très limitée.

Etant donné le travail tel que nous l'avions compris

il ne nous a pas paru nécessaire de faire un historique ni de comparer nos résultats d'ensemble avec des résultats fragmentaires observés par d'autres. Notre schéma forme un ensemble dépendant de conditions déterminées et il nous aurait été difficile de lui opposer sur tel ou tel point des observations prises autrement.

Nous demandons en dernier lieu toute l'indulgence du jury pour ce travail que nous n'avons pas la conscience d'avoir exécuté comme nous aurions pu le faire dans d'autres circonstances.

PLAN D'OBSERVATION
DE L'ACCÈS ÉPILEPTIQUE

(Formule du Dr Toulouse)

Avant l'Accès.

1. La malade a-t-elle crié ? Parlé ?
2. Mangeait-elle ?
3. Dormait-elle ?
4. A-t-elle prévenu qu'elle allait avoir un accès ?
5. S'est-elle assise ?
6. S'est-elle allongée ?

Début de l'Accès.

7. Quelle heure était-il au moment du début ?
8. La malade a-t-elle poussé un ou plusieurs cris ?
9. Est-elle devenue pâle ?
10. Est-elle tombée ?
11. S'est-elle blessée ?

Durant l'Accès.

12. Est-elle devenue raide ?
13. Des deux côtés également ou davantage d'un seul côté ?

14. De quel côté sa tête était-elle tournée ?

15. Sa face est-elle devenue violette à ce moment ?

16. Ses paupières étaient-elles ouvertes ou fermées ?

17. Ses yeux regardaient-ils en haut ?

18. Ses pupilles étaient-elles dilatées ou contractées ?

19. La bouche était-elle ouverte ou fermée ? Ecumait-elle ?

20. La main était-elle ouverte ou fermée ? Le pouce était-il en dedans ou en dehors de la main ?

21. Combien de temps a duré cette raideur ?

22. A-t-elle eu des convulsions des deux côtés également ou davantage d'un seul côté ?

23. Est-elle restée à ce moment à la même place ou se déplaçait-elle par de grands mouvements ?

24. S'est-elle mordu la langue ?

25. Combien de temps ont duré ces convulsions ?

Fin de l'Accès.

26. Prendre la température immédiatement et une demi-heure après l'accès.

27. A-t-elle dormi avec ou sans ronflement ?

28. Combien de temps ?

29. A-t-elle uriné sous elle ?

30. A-t-elle perdu ses matières ?

31. Paraissait-elle hébétée ?

32. Pouvait-elle marcher ?

33. Comprenait-elle ce qu'on lui disait ?

34. Interrogée sur sa crise, quand elle a paru revenue à elle, s'est-elle souvenue de quelque chose ?

OBSERVATIONS RÉSUMÉES

Pour simplifier, A, signifie accès.

Pour simplifier nous ne relevons que les signes observés négatifs ou positifs et dans l'ordre de production, afin de faciliter la comparaison. Quand un signe n'a pas été observé, il ne figure pas dans le résumé de l'observation.

Observation 1

Mme T., 27 ans (1er mars 1915).

Avant l'Accès. Cri. S'est débattue. Allongée.

Début de l'A. Début 10 heures 30'. Tombée tout d'une pièce.

Durant l'A. Face violette. Paupières ouvertes. Yeux regardaient de droite à gauche. Bouche écumait. Durée de la raideur, 20 minutes. Tête et membres se débattaient. Restée à la même place.

Fin de l'A. Revenue complètement à elle à 11 heures.

Observation 2.

Mme D., 75 ans (24 octobre 1907).

Début de l'A. Début 4 heures 40'. Un cri. Pâleur de la face. Couchée.

Durant l'A. Raide des deux côtés également. Tête droite. Paupières ouvertes. Yeux regardaient en haut. Pupilles contractées. Bouche fermée. Main fermée, le pouce en dehors. Durée de la raideur quelques secondes. Restée à la même place.

Fin de l'A. Température 37°. A dormi avec ronflement. Uriné sous elle. Réveillée à 5 heures 45'. Pas hébétée. Marchait. Comprenait ce qu'on lui disait.

Observation 3

C., 19 ans (14 avril 1915).

Avant l'A. Couchée.

Début de l'A. Début midi 50'. Plusieurs cris. Couchée.

Durant l'A. Raideur des deux côtés. Tête tournée à gauche. Face violette. Paupières fermées. Pupilles dilatées. Bouche fermée écumait. Main ouverte le pouce en dedans. Durée de la raideur quelques secondes. Convulsions des deux côtés. Convulsions de la tête, des yeux, de la langue et des membres. Restée à la même place. Durée des convulsions quelques secondes.

Fin de l'A. Température 37° 6. A dormi avec ronflement pendant 5 minutes. Réveillée à 1 heure. Hébétée. Ne comprenait pas ce qu'on lui disait. Revenue complètement à elle à 1 heure 15'. Ne se souvient de rien.

Observation 4

Mme Z., 26 ans (6 février 1908).

Avant l'A. A parlé. Assise. Allongée.

Début de l'A. Début 5 heures 30'. Pâleur de la face. Tombée sur le côté gauche.

Durant l'A. Raide du côté droit. Tête tournée à gauche. Paupières ouvertes. Yeux regardaient en dedans. Pupilles dilatées. Bouche écumait. Pouce de la main gauche en dedans. Durée de la raideur 10 minutes. Convulsions du côté droit. Se déplace par des petits mouvements. S'est mordu la langue. Durée des convulsions 10 minutes.

Fin de l'A. Température 37°. Sommeil avec ronflement. A uriné sous elle. Ne s'est pas réveillée. N'est pas revenue à elle.

Observation 5

Mme B., 63 ans (20 juillet 1906).

Avant l'A. Dormait. Allongée. N'a pas prévenu qu'elle allait avoir un accès.

Début de l'A. Début midi 30'. Pâleur de la face.

Durant l'A. Pas de raideur. Tête tournée du côté gauche. Face violette. Paupières ouvertes. Yeux fixes. Pupilles dilatées. Bouche entr'ouverte écumait. Main ouverte le pouce en dedans. A peine quelques convulsions des deux côtés également. Tête mobile. Langue serrée entre les dents. Membres à peine convulsés. Restée à la même place. S'est très peu mordu la langue. Durée des convulsions 2 secondes.

Fin de l'A. Température 36°,9 et 1/2 heure après 37°,2. Hébétée. Couchée. Comprenait ce qu'on lui disait. Revenue à elle à 1 heure 15'. Ne se souvient de rien. Pas dormi.

Observation 6

Jeanne B., 30 ans (4 décembre 1914).

Avant l'A. Allongée.

Début de l'A. Début 4 heures 5'.

Durant l'A. Raide. Tête tournée à gauche. Face violette. Paupières ouvertes. Yeux regardaient en dedans. Bouche écumait. Main fermée le pouce en dedans. Durée de la raideur 4 minutes. Pas de convulsions. Pas bougé.

Fin de l'A. Température 37°,4. A dormi pendant 1 heure. Réveillée à 5 heures. Pas hébétée. Marchait. Comprenait ce qu'on lui disait. Revenue complètement à elle. A demandé si elle avait eu un accès.

Observation 7

Emma G., 36 ans (20 mars 1915).

Avant l'A. N'a pas prévenu qu'elle allait avoir un accès. Assise.

Début de l'A. Début 3 heures 40'. Un seul cri. Pâleur de la face. Tombée en avant. Contusionnée légèrement.

Durant l'A. Raide. Davantage du côté gauche. Tête tournée à gauche. Face violette. Paupières fermées. Pupilles dilatées. Bouche fermée écumait. Main fermée. Durée de la raideur 30 secondes. Convulsions davantage à gauche. Tête baissée, jambes levées. S'est mordu la langue légèrement. Durée des convulsions 40 secondes.

Fin de l'A. Température 37°3. Pas de sommeil. Hébétée. Marchait. Ne comprenait pas ce qu'on lui disait. Revenue complètement à elle à 4 heures 5'. S'est rendu compte qu'elle avait eu un accès.

Observation 8

Mme G., 22 ans (26 février 1915).

Avant l'A. Faisait son lit. N'a pas prévenu qu'elle allait avoir un accès. Tombée. Allongée.

Début de l'A. Début 6 heures 40'. Pas de cri. Pâleur de la face. Tombée tout d'une pièce.

Durant l'A. Raide des deux côtés également. Tête tournée à droite. Face violette. Paupières fermées. Yeux regardaient en dedans. Pupilles dilatées. Bouche fermée écumait. Main fermée le pouce en dehors. Durée de la raideur 30 secondes. Convulsions des deux côtés également. Convulsions de la tête et des membres. Restée à la même place. Durée des convulsions 30 secondes.

Fin de l'A. Température 37°. A dormi pendant 10 minutes. Réveillée à 7 heures. Hébétée. Marchait. Comprenait ce qu'on lui disait. Revenue complètement à elle à 7 heures. Ne se souvient de rien.

Observation 9

Louise L., 30 ans (nuit du 26 au 27 avril 1915).

Avant l'A. Cri. N'a pas prévenu qu'elle allait avoir un accès. Allongée.

Début de l'A. Début 6 heures 15'. Un seul cri. Pâleur de la face. Tombée.

Durant l'A. Raide des deux côtés également. Tête droite. Face violette. Paupières ouvertes. Yeux regardaient en haut. Pupilles contractées. Bouche ouverte écumait. Main fermée le pouce en dedans. Durée de la raideur 4 secondes. Convulsions des deux côtés également. Tête remuait. Yeux fixes. Langue immobile. Membres convulsés. Restée à la même place. Durée des convulsions 4 à 5 secondes.

Fin de l'A. Température 37°. Sommeil sans ronflement.

A uriné sous elle. Réveillée à 6 heures 30'. Hébétée. Marchait. Ne comprenait pas ce qu'on lui disait. Ne se souvient de rien.

Observation 10

Marcelle T., 17 ans (26 janvier 1915).

Début de l'Accès. Cri. Pâleur de la face. Couchée.

Durant l'A. Raide des deux côtés également. Tête tournée à droite. Face violette. Paupières fermées. Bouche fermée. Main ouverte pouce en dedans. Durée de la raideur 5 minutes. Quelques mouvements. Se déplaçait par des petits mouvements.

Fin de l'A. Température 37° 2. Hébétée. Comprenait ce qu'on lui disait. Ne se rappelle rien.

Observation 11

Suzanne N., 19 ans (15 février 1915).

Avant l'A. Assise.

Début de l'A. Début 12 heures 30. Pas de cri. Pâleur de la face. Tombée sur le côté gauche.

Durant l'A. Raide. Des deux côtés également. Tête tournée du côté gauche. Paupières ouvertes. Yeux regardaient en haut. Bouche ouverte et n'écumait pas. Main fermée avec le pouce en dehors. Durée de la raideur 40 secondes. Convulsions. Des deux côtés également. La tête, les yeux, la langue, et les membres faisaient des mouvements. Restée à la même place. Durée des convulsions 40 secondes

Fin de l'A. Dormi sans ronflement, pendant 10 minutes. Réveillée à 12 heures 40. Hébétée. Marchait. Comprenait ce qu'on lui disait. Revenue complètement à elle à 1 heure. Se rappelle avoir eu un accès, se souvien d'avoir eu des bourdonnements d'oreilles et s'est sent tomber.

Observation 12

Louise M., 21 ans (15 mars 1915).

Avant l'A. Gesticulé. Mangeait. N'a pas prévenu qu'elle allait avoir un accès. Allongée.

Début de l'A. Début 11 heures 55. Plusieurs cris. Pâleur de la face. Tombée tout d'une pièce.

Durant l'A. Raide. Des deux côtés également. Tête tournée du côté gauche. Face violette. Paupières ouvertes. Yeux regardaient en dedans. Pupilles dilatées. Bouche fermée écumait. Main fermée avec le pouce en dedans. Durée de la raideur 1/2 minute. Convulsions, des deux côtés également. La tête, les yeux, la langue et les membres faisaient des mouvements. Déplacée. Durée des convulsions 1 minute.

Fin de l'A. Température 37° 2. N'a pas dormi. Uriné sous elle. Réveillée à 12 heures. Hébétée. Marchait. Ne comprenait pas ce qu'on lui disait. Revenue complètement à elle à 12 heures 45. Ne se rappelle rien.

Observation 13

Victoire P., 49 ans (27 avril 1915).

Avant l'A. Un cri. N'a pas prévenu son accès Assise.

Début de l'A. Début 2 heures 10. Un seul cri. Pâleur de la face. Tombée pliée en deux en avant.

Durant l'A. Raide. Des deux côtés également. Tête tournée légèrement à droite. Face violette, paupières ouvertes. Yeux regardaient en dedans. Pupilles contractées. Bouche fermée. Main fermée le pouce en dedans. Durée de la raideur 2 minutes. Convulsions. Des deux côtés également. La tête, les yeux, la langue, et les membres remuaient légèrement. Restée à la même place. Durée des convulsions 2 minutes.

Fin de l'A. Dormi sans ronflement. Pendant 5 minutes. Uriné sous elle. Réveillée à 2 heures 15. Hébétée. Marchait. Ne comprenait pas ce qu'on lui disait. Revenue complètement à elle à 2 heures 30. Elle ne se rappelle rien, la malade est d'ailleurs inconsciente à l'état normal.

Observation 14

Jeanne V., 35 ans (30 avril 1915).

Avant l'A. Cri. N'a pas prévenu son accès. Allongée.

Début de l'A. Début 3 heures.

Durant l'A. Raide. Davantage du côté droit. Tête tournée du côté droit. Face violette. Paupières ouvertes. Yeux regardaient en haut. Pupilles dilatées. Bouche ouverte et écumait. Main ouverte le pouce en dehors. Durée de la raideur 5 secondes. Convulsions. Mais davantage du côté gauche. La tête, les yeux, la langue et les membres bougeaient. Restée à la même place. Elle ne s'est pas mordu la langue. Durée des convulsions 1 minute.

Fin de l'A. Température 37°2. Dormi avec ronflement. Pendant 5 minutes. Uriné sous elle. Perdu ses matières. Réveillée à 3 heures 10. Hébétée. Revenue complètement à elle à 3 heures 15. Paraissait se souvenir d'avoir été malade, mais ne peut causer.

Observation 15

Gabrielle R., 35 ans (29 mars 1915).

Avant l'A. Cri. N'a pas prévenu son accès. Assise.

Début de l'A. Début 12 heures 20. Un cri. Pâleur de la face. Tombée tout d'une pièce.

Durant l'A. Raide. Davantage sur le côté gauche. Tête droite. Face violette. Paupières entr'ouvertes. Yeux regardaient à droite. Pupilles dilatées. Bouche entr'ouverte et écumait. Main fermée le pouce en dedans. Durée de la raideur 1/2 minute. Convulsions. Des deux côtés également. La tête, les yeux, la langue, et les membres remuaient. Restée à la même place. Durée des convulsions 1/4 de minute.

Fin de l'A. Température 37°2. Dormi sans ronflement. Pendant 15 minutes. Réveillée à 12 heures 35. Pas hébétée. Marchait. Comprenait ce qu'on lui disait. Revenue complètement à elle à 12 heures 40. Dit ne pas avoir été malade.

OBSERVATION 16

Mme R., 55 ans (20 février 1915).

Avant l'A. Cri. N'a pas prévenu qu'elle allait avoir un accès. Assise.

Début de l'A. Début 10 heures 5. Pâleur de la face. Tombée sur le côté.

Durant l'A. Raide, des deux côtés également. Tête tournée à droite. Face très violette. Paupières fermées. Yeux regardaient en dedans. Pupilles contractées. Bouche ouverte et écumait. Main fermée le pouce en dehors. Durée de la raideur 1/2 minute. Convulsions. Davantage du côté gauche. Remuait la bouche. Restée à la même place. Durée des convulsions 1 minute.

Fin de l'A. Pas dormi. Hébétée. Marchait. Comprenait ce qu'on lui disait. Revenue complètement à elle à 10 heures 30. Grossière et violente. Après l'accès, a refusé qu'on lui prenne sa température.

OBSERVATION 17

Céline V., 18 ans (21 mars 1907).

Avant l'A. Cri. N'a pas prévenu qu'elle allait avoir un accès. Assise.

Début de l'A. Début 9 heures 15 du matin. Pâleur de la face. Tombée d'une seule pièce.

Durant l'A. Raide. Des deux côtés également. Tête tournée du côté gauche. Face violette. Paupières ouvertes. Yeux regardaient du côté gauche. Pupilles dilatées. Bouche ouverte et écumait. Main fermée le pouce en dedans. Durée de la raideur 1 minute. Convulsions. Des deux côtés également. La tête, les yeux, la langue et les membres faisaient des mouvements. Déplacée par des petits mouvements. Durée des convulsions, 2 minutes.

Fin de l'A. Température 37°. N'a pas dormi. Marchait. Ne comprenait pas ce qu'on lui disait. Assise. Revenue complètement à elle à 9 heures 45. Dit avoir eu un vertige.

OBSERVATION 18

Marie C., 15 ans (12 février 1909).

Avant l'A. Pas de renseignement.

Début de l'A. Début 4 heures 30. Pâleur de la face. Couchée.

Durant l'A. Raide. Du côté droit davantage. Tête tournée à gauche. Face violette. Paupières fermées. Bouche ouverte et écumait. Main fermée le pouce en dedans. Durée de la raideur 12 à 15 secondes.

Fin de l'A. Température 36°8. Dormi sans ronflement. Pendant 20 minutes. Pas hébétée. Marchait. Comprenait ce qu'on lui disait. Elle ne se souvient de rien.

Observation 19

Jeanne V., 21 ans (19 février 1907).

Avant l'A. N'a pas prévenu son accès. Assise. Tombée.

Début de l'A. Début 10 heures 10 du matin. Tombée d'une pièce en avant. S'est blessée le nez.

Durant l'A. Raide. Davantage à droite. Face violette. Paupières ouvertes. Yeux regardaient en haut. Pupilles normales. Bouche fermée et écumait. Main fermée le pouce en dehors. Durée de la raideur quelques secondes. Convulsions. Plus marquée à droite. La tête, les yeux, la langue et les membres faisaient des grandes convulsions. Se déplaçait pas des grands mouvements. S'est mordu la langue. Durée des convulsions 3 minutes.

Fin de l'A. Températures 36°1 et 36°8. N'a pas dormi. Hébétée. Marchait pas. Ne comprenait pas ce qu'on lui disait. Gémissements. Se débattait.

Observation 20

Suzanne V., (14 juin 1904).

Avant l'A. Cri. Pendant 1 minute. N'a pas prévenu qu'elle allait avoir un accès. Allongée.

Début de l'A. Début 5 heures 16. Cri. Pâleur de la face.

Durant de l'A. Des deux côtes également. Tête tournée à gauche. Face violette. Paupières ouvertes, yeux regardaient en haut. Pupilles contractées. Bouche écumait. Main fermée le pouce en dedans. Durée de la raideur 2 minutes. Convulsions. Dans tout le corps.

Fin de l'A. Température 37°8 A. Dormi sans ronflement. Uriné sous elle.

Observation 21

Victorine C., 18 ans (12 septembre 1900).

Avant l'A. N'a pas prévenu qu'elle allait avoir un accès. Assise.

Début de l'A. Début 1 heure 40 minutes du soir Un cri. Tombée en avant.

Durant l'A. Raide des deux côtés également. Tête droite. Face violette. Paupière ouvertes. Yeux regardaient en haut. Pupilles dilatées. Bouche fermée et écumait. Main fermée le pouce en dedans. Durée de la raideur 30 secondes. Convulsions des deux côtés également. La tête, les yeux et les membres faisaient des mouvements. Restée à la même place mais remuait la tête constamment. Durée des convulsions 25 secondes.

Fin de l'A. Température 37°9 et 1/2 heure après 37°4. Dormi sans ronfler. Pendant 45 minutes. Réveillée à 2 heures 35. Pas hébétée. Marchait. Comprenait ce qu'on lui disait. Toussait et paraissait mâcher des aliments. Revenue complètement à elle vers 1 heure 50. Ne se rappelle pas avoir été malade mais se plaint d'avoir mal à la tête et des maux de cœur.

OBSERVATION 22

Lucie C., 30 ans (14 avril 1915).

Avant l'A. Cri. N'a pas prévenu son accès. Allongée.

Début de l'A. Début 12 heures 35. Un cri. Pâleur de la face. Tombée tout d'une pièce.

Durant l'A. Raide. Des deux côtés également. La tête tournée à gauche. Face violette. Paupières fermées. Bouche fermée et écumait. Main fermée le pouce en dedans. Convulsions. Des deux côtés également. La tête, les yeux, la langue et les membres remuaient. Restée à la même place. Pas mordu la langue. Durée des convulsions 1/2 minute.

Fin de l'A. Température 36° 9. Dormi avec ronflement. Pendant 15 minutes. Réveillée à 12 heures 50. Hébétée. Marchait. Comprenait ce qu'on lui disait. Est revenue complètement à elle à 12 heures 55. Se rappelle avoir été malade.

Observation 23

Mme S., 26 ans (17 juillet 1900).

Avant l'A. Se plaignait d'avoir mal au cœur. Assise. S'est levée et tournait sur elle-même.

Début de l'A. Début 5 heures 55′ du soir. N'a pas crié.

Durant l'A. Raide. Du côté gauche, ensuite des deux côtés. Tête tournée un peu à gauche. Face violette. Paupières s'ouvraient et se fermaient. Yeux regardaient en haut. Pupilles dilatées. Bouche un peu ouverte et écumait. Main fermée le pouce en dedans. Durée de la raideur 1 minute. Convulsions. Davantage du côté gauche. Tête, les yeux, les membres remuaient convulsivement. Restée à la même place. S'est mordu la langue. Durée des convulsions 1 minute.

Fin de l'A. Température 37°6 et 1/2 heure après 37°5. Sommeillait et respirait fort. Pendant 5 minutes. Réveillée à 6 heures 5 du soir. Enervée et fatiguée. Marchait. Ne comprenait pas ce qu'on lui disait. Se plaignait d'avoir mal au cœur, bégayait. Porte ses mains à sa tête et sur sa poitrine tout en regardant autour d'elle. Revenue complètement à elle à 6 heures 35′. Se rappelle vaguement avoir eu un accès.

Observation 24

Marie B., 36 ans (1er mars 1906).

Avant l'A. Cri. Dormait. Elle n'a pas prévenu son accès.

Début de l'A. Début 5 heures 30'. Un seul cri. Pâleur de la face. Tombée sur le côté droit.

Durant l'A. Raide. Des deux côtés également. Tête tournée du côté droit. Face violette. Paupières fermées. Bouche ouverte et écumait. Main fermée le pouce en dedans. Durée de la raideur 2 secondes. Convulsions. Des deux côtés également. Tête remuait, yeux fermés, la langue en mouvement. Ne s'est pas mordu la langue. Durée des convulsions 4 secondes.

Fin de l'A. Température 36° 8 et une 1/2 heure après 37°. A dormi sans ronflement, pendant 1/2 heure. S'est réveillée à 6 heures. Pas hébétée. Marchait. Comprenait ce qu'on lui disait. Revenue complètement à elle à 6 heures. Ne se souvient de rien.

Observation 25

Julie B., 25 ans (22 juillet 1909).

Avant l'A. Un geste. Assise.

Début de l'A. Début 1 heure 10. Un cri. Pâleur de la face. Tombée sur la face. S'est blessée légèrement sur le bord d'une table où elle travaillait.

Durant l'A. Raide. Davantage des deux jambes. Face violette. Paupières ouvertes. Yeux regardaient en haut. Pupilles dilatées. Bouche ouverte et écumait. Main fermée le pouce en dedans. Durée de la raideur quelques secondes. Convulsions. Des deux côtés également. S'est agitée dans tous les sens. Restée à la même place. Durée des convulsions 1 minute.

Fin de l'A. Température 37°3 et 36°5. A dormi pendant 10 minutes. Uriné sous elle. A perdu ses matières. Réveillée à 1 heure 20. Pas hébétée. Restée couchée par terre. Elle comprenait ce qu'on lui disait. Se plaignait. Elle ne se rappelle rien.

Observation 26

Marie B., 19 ans (nuit du 5 au 6 juin 1914).

Avant l'A. Cri. Dormait. N'a pas prévenu son accès. Couchée.

Début de l'A. Début 11 heures. Un seul cri. Pâleur de la face. N'est pas tombée. S'est luxée la mâchoire.

Durant l'A. Raide. Des deux côtés également. Tête droite. Face violette. Paupières ouvertes, yeux regardaient en haut. Pupilles contractées. Bouche ouverte n'écumait pas. Main fermée le pouce en dedans. Durée de la raideur 2 secondes. Convulsions. Des deux côtés également. La tête remuait, yeux fixes, les membres convulsés. Restée à la même place. Ne s'est pas mordu la langue. Durée des convulsions 3 secondes.

Fin de l'A. N'a pas dormi. Pas hébétée. Marchait. Ne

comprenait pas ce qu'on lui disait. S'est levée de son lit et s'est promenée dans le dortoir. Revenue complètement à elle à 11 heures 20. Ne se souvient de rien.

Observation 27

Mme R., 33 ans (11 juillet 1913).

Avant l'A. Cri. Mangeait. N'a pas prévenu qu'elle allait avoir un accès. Assise.

Début de l'A. Début 5 heures 20 du soir. N'est pas devenue pâle. On l'a allongée.

Durant l'A. Raide. Des deux côtés également. Tête tournée du côté gauche. Face violette. Paupières entr'ouvertes. Yeux regardaient en haut. Pupilles dilatées. Bouche fermée et écumait. Main fermée le pouce en dedans. Durée de la raideur 30 secondes. Convulsions. Des deux côtés également. Remuait la tête et les bras. Restée à la même place. Ne s'est pas mordu la langue. Durée des convulsions quelques secondes.

Fin de l'A. Température 37°6. N'a pas dormi. Ne comprenait pas ce qu'on lui disait. Elle disait des paroles incohérentes. Revenue complètement à elle à 5 heures 45. Ne se souvient de rien.

Observation 28

Marguerite B., 23 ans (16 juillet 1907).

Avant l'A. Cri. Dormait. N'a pas prévenu qu'elle allait avoir un accès. Allongée.

Début de l'A. Début 9 heures. Un seul cri. Pâleur de la face.

Durant l'A. Raide. Des deux côtés également. Tête tournée du côté droit. Face violette. Paupières ouvertes. Yeux regardaient en haut. Pupilles dilatées. Bouche ouverte, n'écumait pas. Main fermée le pouce en dedans. Durée de la raideur 2 secondes. Convulsions. Des deux côtés également. La tête remuait, les yeux regardaient en haut, la langue allait et venait. Membres convulsés. Restée à la même place. Ne s'est pas mordu la langue. Durée des convulsions 2 secondes.

Fin de l'A. Température 37° et dormi sans ronfler. Pendant 20 minutes. Réveillée à 9 heures 20. Pas hébétée. N'a pas essayé de marcher. Comprenait ce qu'on lui disait. Revenue à elle à 9 heures 20. Ne se souvient de rien ni avant ni après.

Observation 29

Adrienne B., 16 ans (26 février 1901).

Avant l'A. Cri. Mangeait. N'a pas prévenu qu'elle allait avoir un accès. Assise. Allongée.

Début de l'A. Début 6 heures 7. Pâleur de la face. Tombée sur le côté droit.

Durant l'A. Raide. Des deux côtés également. Tête tournée du côté droit. Face violette. Paupières fermées. Yeux regardaient en face. Pupilles dilatées. Bouche ouverte. Main ouverte. Durée de la raideur 2 minutes. Convulsions. Des deux côtés également. Ne se déplaçait pas. Ne s'est pas mordu la langue.

Fin de l'A. Température 37°3, et une 1/2 heure après 37°2. N'a pas dormi. Paraissait un peu hébétée. Etait au lit. Ne comprenait pas ce qu'on lui disait. Revenue complètement à elle à 6 heures 20. Ne sait pas répondre.

Observation 30

Louise B., 27 ans (15 décembre 1912).

Avant l'A. Cri. Dormait. N'a pas prévenu qu'elle allait avoir un accès. Allongée.

Début de l'A. Début 6 heures 8. Pâleur de la face.

Durant l'A. Raide. Tête tournée à gauche. Face violette. Paupières fermées. Bouche fermée et écumait. Main fermée le pouce en dedans. Durée de la raideur 2 secondes. Convulsions. Des deux côtés également. Restée à la même place. Durée des convulsions 3 secondes.

Fin de l'A. Température 37°4. A dormi avec ronflement. Pendant 5 secondes. A uriné sous elle. Réveillée à 6 heures 30. Pas hébétée. Marchait. Comprenait ce qu'on lui disait. Revenue complètement à elle à 6 heures 35. Ne se rappelle rien.

Observation 31

Marie D., 17 ans (7 juillet 1912).

Avant l'A. Lisait. N'a pas prévenu qu'elle allait avoir un accès. Couchée.

Début de l'A. — 4 heures 20' du soir. Plusieurs cris. Pas de pâleur.

Durant l'A. — Raide des deux côtés également. Tête tournée à droite. Face violette. Paupières ouvertes. Yeux regardaient en haut. Pupilles dilatées. Bouche fermée, écumait. Main fermée le pouce en dehors. Durée de la raideur 25 secondes. Convulsions des deux côtés également. Tête, yeux, langue et membres faisaient des mouvements. Restée à la même place. Ne s'est pas mordu la langue. Durée des convulsions 25 secondes.

Fin de l'A. — Température 37°7. A dormi avec ronflement pendant 10 minutes. Réveillée à 4 heures 30'. Hébétée. Marchait. Comprenait ce qu'on lui disait. Revenue complètement à elle à 4 heures 40'. Ne se rappelle rien.

Observation 32

Marie D., 24 ans (27 juin 1900).

Avant l'A. Travaillait à la couture. N'a pas prévenu quel le allait avoir un accès. Assise. Allongée.

Début de l'A. 12 heures 12'. Deux cris. Rougeur de la face. Tombée en avant.

Durant l'A. Raide des deux côtés également. Tête tournée à droite. Face violette. Paupières fermées. Bouche fermée, n'écumait pas. Main fermée, le pouce en dedans. Durée de la raideur 2 minutes. Convulsions davantage du côté droit. Tête restée tournée du côté droit. Restée à la même place. Ne s'est pas mordu la langue. Durée des convulsions 2 minutes.

Fin de l'A. Température 37°1', 1/2 heure après 37°1. A dormi avec ronflement, pendant 15 minutes. Réveillée à 12 heures 27'. Hébétée. Ne marchait pas. Ne comprenait pas ce qu'on lui disait. Revenue complètement à elle à 1 heure 10'. Ne se rappelle rien.

Observation 33

Mme S., 26 ans (26 septembre 1908).

Avant l'A. N'a pas prévenu qu'elle allait avoir un accès. Assise. Allongée.

Début de l'A. 10 heures 55'. Pâleur de la face.

Durant l'A. Raide des deux côtés également. Tête droite. Face violette. Paupières ouvertes. Yeux regardaient en haut. Pupilles dilatées. Bouche ouverte et écumait un peu. Main ouverte le pouce en dehors. Durée de la raideur quelques secondes. Quelques convulsions des deux côtés également. Remuait la bouche. Restée à la même place.

Ne s'est pas mordu la langue. Durée des convulsions 5 secondes.

Fin de l'A. Température 37°, 3. N'a pas dormi. N'a pas uriné. Hébétée. Marchait. Ne comprenait pas ce qu'on lui disait. Disait des paroles incohérentes. Revenue complètement à elle à 11 heures 10'. A répondu qu'elle s'est aperçue qu'elle allait devenir malade mais ne se souvient de rien.

Observation 34

Louise G., 25 ans (21 mars 1901).

Avant l'A. Calme.

Début de l'A. 10 heures du matin. Très énervée.

Durant l'A. Se déplaçait par des grands mouvements.

Fin de l'A. N'a pas dormi. Pas hébétée. Marchait. Elle comprenait ce qu'on lui disait. Pleurait et criait.

Observation 35

Mme B., 49 ans (7 mars 1913).

Avant l'A. N'a pas prévenu qu'elle allait avoir un accès. Couchée.

Début de l'A. 7 heures 20' du soir. Un seul cri. Pâleur de la face.

Durant l'A. Raide des deux côtés également. Tête droite. Face n'est pas devenue violette. Paupières ouvertes.

Yeux regardaient en haut. Pupilles dilatées. Bouche fermée et écumait Main fermée, le pouce en dehors. Durée de la raideur 1 minute environ. Convulsions des deux côtés également. La tête et les membres faisaient des soubresauts. Yeux ouverts et se tournaient constamment à droite. Restée à la même place. Ne s'est pas mordu la langue. Durée des convulsions 3 à 4 minutes.

Fin de l'A. Température 37°. N'a pas dormi. N'a pas uriné. Hébétée. Marchait. Elle comprenait ce qu'on lui disait. Elle se passait constamment la main dans les cheveux qu'elle avait dénattés. Revenue complètement à elle à 7 heures 45'. Ne se rappelle rien.

Observation 36

Mme D., 49 ans (15 mai 1911).

Avant l'A. N'a pas prévenu qu'elle allait avoir un accès. Tombée comme une masse.

Début de l'A. 8 heures 35'. Pâleur de la face.

Durant l'A. Raide davantage du côté droit. Tête tournée et penchée vers le plancher. Face n'est pas devenue violette. Paupières ouvertes. Yeux regardaient en bas. Pupilles dilatées. Bouche fermée, elle n'écumait pas. Main fermée le pouce en dehors. Durée de la raideur 3 secondes. Pas de convulsions. Tête, yeux, langue et membres remuaient. Restée à la même place. Ne s'est pas mordu la langue.

Fin de l'A. Température 37°5 et une 1/2 heure après

37°4′. A dormi sans ronflement pendant 15 minutes. N'a pas uriné. Réveillée à 8 heures 50′. Hébètée. Marchait. Comprenait ce qu'on lui disait. Revenue complètement à elle à 9 heures 20′. Ne se rappelle rien avant son accès, mais après elle a dit avoir eu un étourdissement.

Observation 37

Sidonie H., 18 ans (9 février 1907).

Avant l'A. Cri. Dormait. N'a pas prévenu qu'elle allait avoir accès. Allongée.

Début de l'A. 9 heures 10′. Un seul cri. Pâleur de la face.

Durant l'A. Raide des deux côtés également. Tête tournée du côté gauche. Face violette. Paupières ouvertes. Yeux regardaient en haut. Pupilles dilatées. Bouche ouverte et écumait. Main fermée, le pouce en dedans. Durée de la raideur 2 secondes. Convulsions des deux côtés également. Tête allait de droite à gauche. Yeux mobiles, la langue allait et venait. Membres convulsés. Restée à la même place. Ne s'est pas mordu la langue. Durée des convulsions 3 secondes.

Fin de l'A. Température 36°6′. A dormi sans ronflement, pendant 2 heures. N'a pas uriné. Réveillée à 11 heures 10′. Marchait. Comprenait ce qu'on lui disait. Revenue complètement à elle à son réveil. Ne se souvient de rien.

OBSERVATION 38

Jeanne G., 15 ans (7 décembre 1906).

Avant l'A. Calme. N'a pas prévenu qu'elle allait avoir un accès. Assise.

Début de l'A. 4 heures 30'. Un seul cri. Pâleur de la face.

Durant l'A. Raide des deux côtés également. Tête droite. Face violette. Paupières fermées. Bouche ouverte et écumait. Main fermée le pouce en dedans. Durée de la raideur quelques secondes. Convulsions des deux côtés également. Agitée par tout le corps. Se déplaçait par de grands mouvements. Ne s'est pas mordu la langue. Durée des convulsions quelques secondes.

Fin de l'A. Température 37°, 1/2 heure après 37°2. A dormi avec ronflement pendant une 1/2 heure. N'a pas uriné. Réveillée à 4 heures 30'. Hébétée. Comprenait ce qu'on lui disait. Cherchait à prendre quelque chose. Revenue complètement à elle aussitôt après. Ne se souvient de rien.

OBSERVATION 39

Julie L., 26 ans (9 septembre 1906).

Avant l'A. Cri. N'a pas prévenu qu'elle allait avoir un accès. Allongée.

Début de l'A. 10 heures. Un seul cri. Pâleur de la face. Etait dans son lit.

Durant l'A. Un peu raide. Des deux côtés également. Tête tournée du côté gauche. Face violette. Paupières fermées. Bouche fermée. Main fermée le pouce en dedans. Convulsions des deux côtés également. Tête remuait. Yeux fermés. Bouche fermée et les membres en convulsion. Restée à la même place. Ne s'est pas mordu langue. Durée des convulsions 1 seconde.

Fin de l'A. Température 36°,8. A dormi sans ronflement, pendant 2 heures. N'a pas uriné. Réveillée à 12 heures. Pas hébétée. Marchait. Comprenait ce qu'on lui disait. Revenue complètement à elle à 12 heures. Ne se rappelle rien.

Observation 40

Rosalie P. (9 avril 1903).

Avant l'A. Gesticulé de la main gauche pendant quelques secondes. N'a pas prévenu qu'elle allait avoir un accès. Assise.

Début de l'A. 2 heures 32'. Pas de cri. Pâleur de la face. On l'a étendue.

Durant l'A. Raide des deux côtés également. Tête tournée du côté gauche. Face rouge. Paupières ouvertes. Yeux regardaient à gauche et puis en dedans. Bouche fermée et écumait un peu. Main droite ouverte, la gauche fermée. Durée de la raideur 3 minutes. Convulsions. Davantage du côté gauche. Tête, yeux, langue et membres faisaient des mouvements. Elle se déplaçait. Ne s'est pas mordu la langue. Durée des convulsions plusieurs minutes.

Fin de l'A. Température 36°8. A ronflé sans s'endormir pendant 3 minutes. N'a pas uriné. Hébétée. Marchait. Elle ne comprenait pas ce qu'on lui disait. Se rappelle qu'elle attendait sa visite qui était en retard, et se souvient de son impatience.

Observation 41

Félicité D., 26 ans (4 août 1912).

Avant l'A. Cri. N'a pas prévenu qu'elle allait avoir un accès. Assise.

Début de l'A. 11 heures du matin. Un cri. Pâleur de la face.

Durant l'A. Raide. Des deux côtés également. Tête tournée du côté droit. Face très violette. Paupières fermées. Bouche fermée. Main fermée le pouce en dedans. Durée de la raideur quelques secondes. Convulsions. Des deux côtés également. Tête, yeux, langue et membres agités de mouvements convulsifs. Ne s'est pas déplacée. Ne s'est pas mordu la langue. Durée des convulsions 1'.

Fin de l'A. Température 37°1. N'a pas dormi. N'a pas uriné sous elle. Hébétée. Assise. Ne comprenait pas ce qu'on lui disait. Disait quelques paroles incohérentes. Cherchait à découdre ses vêtements et à tourner sa paillasse. Revenue complètement à elle à 11 heures 15'. Ne se souvient de rien.

Observation 42

Mme G., 36 ans (14 mai 1910).

Avant l'A. Dormait couchée.

Début de l'A. 9 heures 20. N'a pas crié. Pâleur de la face. Couchée.

Durant l'A. Raide. Des deux côtés également. Tournée. Tête tournée à droite. Face pâle. Paupières fermées. Pupilles contractées. Bouche ouverte et écumait. Main fermée le pouce en dedans. Durée de la raideur 2 minutes. N'a pas eu de convulsions. Tête, yeux, et les membres remuaient. Restée à la même place. Ne s'est pas mordu la langue.

Fin de l'A. Température 36°9, 1/2 heure après 37°. A dormi avec ronflement. N'a pas uriné. A dormi le restant de la nuit.

Observation 43

Mme H., 32 ans (13 octobre 1912).

Avant l'A. N'a pas prévenu qu'elle allait avoir un accès. Couchée.

Début de l'A. 10 heures 10'. Un cri prolongé. Pâleur de la face.

Durant l'A. Raide. Des deux côtés également. Tête tournée légèrement à gauche. Face un peu violette. Paupières un peu ouvertes. Yeux regardaient en haut. Pupilles dilatées. Bouche fermée et écumait. Main fermée le pouce en dedans. Durée de la raideur 40 secondes. Convulsions. Des deux côtés également. La tête, yeux, langue et les membres faisaient des mouvements. Restée à la même place. Ne s'est pas mordu la langue. Durée des convulsions, 40 secondes.

Fin de l'A. Température 38°; une demi-heure après 37°9. A dormi avec ronflement. Pendant 5 minutes. A uriné sous elle. Réveillée à 10 heures 20'. Hébétée. Marchait. Comprenait ce qu'on lui disait. Revenue complètement à elle, à 10 heures 40'. Ne se souvient de rien.

Observation 44

Marie P., 17 ans (23 mars 1908).

Avant l'A. N'a pas prévenu qu'elle allait avoir un accès. Allongée.

Début de l'A. 5 heures 40'. Un seul cri. Pâleur de la face.

Durant l'A. Raide. Des deux côtés également. Tête tournée du côté droit. Face violette. Paupières fermées. Yeux regardaient en dedans. Pupilles contractées. Bouche fermée et écumait. Main fermée le pouce en dehors. Durée de la raideur 1 minute. Convulsions. Membres remuaient. Se déplaçaient. Ne s'est pas mordu la langue.

Fin de l'A. Température 38°,6; une 1/2 heure après 37°8. N'a pas dormi. N'a pas uriné. Hébétée. Ne marchait pas. Ne comprenait pas ce qu'on lui disait. Ne se rappelle rien.

Observation 45

Marthe D., 17 ans (2 mai 1911).

Avant l'A. Dormait. N'a pas prévenu qu'elle allait avoir un accès.

Début de l'A. 3 heures 15'. Pâleur de la face. Etait couchée.

Durant l'A. Raide. Des deux côtés également. Tête tournée du côté gauche. Face n'est pas devenue violette. Paupières fermées. Bouche ouverte et écumait. Main fermée, le pouce en dedans. Durée de la raideur quelques secondes. Convulsions. Davantage du côté droit. La tête remuait. Ne s'est pas déplacée. S'est mordu la langue.

Fin de l'A. Température 36° 6. A dormi sans ronflement. Pendant le reste de la nuit. N'a pas uriné. Hébétée. Marchait. Ne comprenait pas ce qu'on lui disait.

Observation 46

Mme B., 20 ans (nuit du 25 au 26 avril 1910).

Avant l'A. Crié. Dormait.

Début de l'A. 10 heures 30'. Un cri. Pâleur de la face.

Durant l'A. Raide, davantage du côté droit. Tête tournée du côté droit. Sa face n'est pas devenue violette. Paupières ouvertes. Yeux regardaient en haut. Bouche ouverte et écumait. Le pouce en dedans de la main. Durée de la raideur 2 à 3 minutes. Convulsions. Davantage du côté droit. Durée des convulsions 2 à 3 minutes.

Fin de l'A. Température 36° 9 ; 1/2 heure après 36°8. A dormi avec ronflement ; pendant cinq heures. N'a pas uriné. Réveillée à 3 heures. Hébétée. Marchait. Comprenait à peine ce qu'on lui disait. Revenue complètement à elle à 5 heures 30'. Ne se souvient de rien.

Observation 47

Marie L., 20 ans (1er mai 1912).

Avant l'A. Cri. Dormait. N'a pas prévenu qu'elle allait avoir un accès. Allongée.

Début de l'A. 12 heures 25'. Plusieurs cris. Tombée de son lit.

Durant l'A. Raide des deux côtés également. Tête tournée du côté droit. Face violette. Paupières fermées. Bouche entr'ouverte et écumait. Main fermée, le pouce en dedans. Durée de la raideur 2 secondes. Convulsions des deux côtés également. La tête, les yeux, la langue et les membres remuaient. Se déplaçait. Ne s'est pas mordu la langue. Durée des convulsions 3 secondes.

Fin de l'A. Température 37°. A dormi sans ronflement pendant 1/2 heure. A uriné. Réveillée à 1 heure. Hébétée. Marchait. Ne comprenait pas ce qu'on lui disait. Revenue complètement à elle à 4 heures. Ne se souvient de rien.

Observation 48

Louise N., 17 ans (8 mars 1908).

Avant l'A. Cri. Venait de déjeuner. N'a pas prévenu qu'elle allait avoir un accès.

Début de l'A. 11 heures 35'. Plusieurs cris. Tombée sur le côté gauche.

Durant l'A. Raide. Davantage du côté gauche. Tête tournée du côté gauche. Face violette. Paupières fermées. Bouche ouverte écumait. Main fermée, le pouce entre les doigts. Durée de la raideur quelques secondes. Convulsions. Davantage du côté gauche. Agitée par tout le corps. Restée à la même place. Durée des convulsions 1 minute.

Fin de l'A. Température 37°2, 1/2 heure après l'accès 37°4. A dormi avec ronflement pendant 20 minutes. N'a pas uriné. Réveillée à 11 heures 55'. Hébétée. Marchait. Comprenait ce qu'on lui disait. Se frottait la figure. Revenue complètement à elle après son réveil. Ne se souvient de rien.

Observation 49

Léontine L., 19 ans (11 novembre 1905).

Début de l'A. 10 heures 10'. Un cri. Pâleur de la face.

Durant l'A. Raide, davantage du côté droit. Tête tournée du côté gauche. Face n'est pas devenue violette. Paupières ouvertes. Yeux regardaient en dedans. Pupilles contractées. Bouche fermée et écumait. Main fermée, le pouce en dehors. Convulsions des deux côtés également. Remuait la tête. Restée à la même place. Ne s'est pas mordu la langue. Durée des convulsions 2 minutes.

Fin de l'A. Température 36°8, 1/2 heure après 37°. A dormi avec ronflement pendant 5 à 6 minutes. N'a pas uriné. Réveillée à 10 heures 25'. Hébétée. Comprenait ce qu'on lui disait.

Observation 50

Pauline G., 51 ans (11 mars 1914).

Avant l'A. Dormait. N'a pas prévenu qu'elle allait avoir un accès. Couchée.

Début de l'A. 4 heures 30'. Un cri. Pâleur de la face. Couchée.

Durant l'A. Raide des deux côtés également. Tournée du côté gauche. Face violette. Paupières ouvertes. Yeux regardaient en haut. Bouche fermée et écumait. Mains ouvertes. Durée de la raideur 4 secondes. Pas de convulsions. Restée couchée à la même place.

Fin de l'A. Température 37°6. A dormi avec ronflement. Elle a uriné. Réveillée à 5 heures 50'. Hébétée. Marchait. Comprenait ce qu'on lui disait. Ne se souvient de rien.

Observation 51

Jeanne P., 34 ans (19 août 1909).

Avant l'A. Cri. Pendant une minute. Dormait. N'a pas prévenu qu'elle allait avoir un accès. Allongée.

Début de l'A. 2 heures. Un cri. Pâleur de la face. Couchée.

Durant l'A. Raide, davantage sur côté gauche. Tête tournée du côté gauche. Face violette. Paupières fermées. Pupilles contractées. Bouche fermée et écumait. Mains ouvertes le pouce en dedans. Durée de la raideur 2 minutes. Convulsions des deux côtés également. Gesticulait. Se déplaçait. Ne s'est pas mordu la langue. Durée des convulsions 2 minutes.

Fin de l'A. Température 36°,7. A dormi avec ronflement, pendant 10 minutes. N'a pas uriné. Réveillée à 3 heures. Pas hébétée. Marchait. Comprenait ce qu'on lui disait. Revenue complètement à elle à 5 heures. Ne se souvient de rien.

Observation 52

Berthe R., 16 ans (24 juin 1905).

Avant l'A. Cri. Dormait. N'a pas prévenu qu'elle allait avoir un accès. Couchée.

Début de l'A. 4 heures 40'. Un seul cri. Pâleur de la face.

Durant l'A. Raide des deux côtés également. Tête tournée du côté droit. Face violette. Paupières ouvertes. Yeux regardaient en haut. Pupilles dilatées. Bouche ouverte et écumait. Durée de la raideur 3 minutes. Peu de convulsions des deux côtés également. Tête immobile. Yeux fixes. La langue avait des petits mouvements. Membres raides. Restée à la même place. Ne s'est pas mordu la langue. Durée des convulsions 2 secondes.

Fin de l'A. Température immédiatement après 36°2, 1/2 heure après 36°8. A dormi sans ronfler pendant une 1/2 heure. N'a pas uriné. Réveillée à 5 heures 30'. Pas hébétée. Marchait. Comprenait ce qu'on lui disait. Revenue complètement à elle à son réveil. Ne se souvient de rien.

Observation 53

Mme G. 50 ans (29 mars 1914).

Avant l'A. Cri. Dormait. N'a pas prévenu qu'elle allait avoir un accès. Allongée.

Début de l'A. 5 heures 40'. Un cri prolongé. Pâleur de la face.

Durant l'A. Raide des deux côtés également. Tête tournée du côté gauche. Face violette. Paupières fermées. Bouche fermée n'écumait pas. Main fermée, le pouce en dehors. Durée de la raideur 3 secondes. Peu de convulsions. Des deux côtés également. La tête allait de droite à gauche. Les yeux fermés, les membres légèrement convulsés. Restée à la même place. Ne s'est pas mordu la langue. Durée des convulsions 2 secondes.

Fin de l'A. Température 37°5 A. dormi sans ronfler pendant 20 minutes. N'a pas uriné. Réveillée à 6 heures 10'. Marchait. Comprenait ce qu'on lui disait. Revenue complètement à elle à son réveil. Ne se souvient de rien.

Observation 54

Berthe C., 25 ans (27 décembre 1912).

Avant l'A. Dormait. N'a pas prévenu qu'elle allait avoir un accès. Allongée.

Durant l'A. Raide des deux côtés également. Tête tournée du côté droit. Face violette. Paupières ouvertes. Yeux regardaient à droite. Pupilles contractées. Bouche fermée et écumait. Main fermée, le pouce en dedans. Durée de la raideur 2 secondes. Convulsions des deux côtés également. Restée à la même place. Ne s'est pas mordu la langue. Durée des convulsions 3 secondes.

Fin de l'A. Température 37°2. A dormi avec ronflement pendant 3 minutes. N'a pas uriné sous elle. Réveillée à 9 heures 10'. Marchait. Comprenait ce qu'on lui disait. Revenue complètement à elle à 9 heures 15'. Ne se souvient de rien.

Observation 55

Marthe R., 24 ans (6 février 1912).

Avant l'A. Cri faible. N'a pas prévenu qu'elle allait avoir un accès. Allongée.

Début de l'A. 3 heures 30'. Pâleur de la face.

Durant l'A. Raide des deux côtés également. Tournée du côté droit. Face violette. Paupières fermées. Yeux regardaient à droite. Pupilles dilatées. Bouche fermée et écumait un peu. Main fermée le pouce en dedans. Durée de la raideur quelques minutes. N'a pas eu de convulsion. Remuait la langue. Restée à la même place. Ne s'est pas mordu la langue.

Fin de l'A. Température 38° et 37°9. N'a pas dormi. N'a pas uriné. Hébétée. Comprenait ce qu'on lui disait. Paraissait inquiète. Revenue complètement à elle à 3 heures 50'. Ne se souvient de rien.

Observation 56

Berthe R., 24 ans (nuit du 5 au 6 octobre 1911).

Avant l'A. Dormait. N'a pas prévenu qu'elle allait avoir un accès. Allongée.

Début de l'A. 9 heures 15. Couchée.

Durant l'A. Raide des deux côtés également. Tête tournée à droite. Paupières ouvertes. Yeux regardaient en haut. Pupilles dilatées. Bouche ouverte et écumait. Main fermée le pouce en dedans. Durée de la raideur 3 secondes. Convulsions. Davantage du côté droit. La tête allait de droite à gauche. Les yeux regardaient en haut et les membres présentaient des convulsions. Se déplaçait, ne s'est pas mordu la langue. Durée des convulsions environ une minute.

Fin de l'A. Température 36°8. A dormi sans ronflement. A uriné. Ne s'est pas réveillée la nuit. Pas hébétée. Marchait. Comprenait ce qu'on lui disait. Ne se souvient de rien.

OBSERVATION 57

Fernande M., 19 ans (nuit du 5 au 6 novembre 1912).

Avant l'A. Dormait. N'a pas prévenu qu'elle allait avoir un accès. Couchée.

Début de l'A. 4 heures. Pâleur de la face.

Durant l'A. Raide de deux côtés également. Tête droite. Face violette. Paupières fermées. Bouche ouverte et écumait. Main fermée, le pouce en dedans. Durée de la raideur 3 secondes. Convulsions des deux côtés également. La tête allait de droite à gauche. Les yeux étaient fermés, les membres étaient convulsés. Restée à la même place. Ne s'est pas mordu la langue. Durée des convulsions 4 secondes.

Fin de l'A. Température 37°2. N'a pas dormi. A uriné. Hébétée. Ne pouvait pas marcher. Ne comprenait pas ce qu'on lui disait. Revenue complètement à elle à 4 heures 15'. Ne se souvient de rien.

Observation 58

Alexandrine R., 24 ans (nuit du 3 au 4 décembre 1912).

Avant l'A. Cri. Dormait. N'a pas prévenu qu'elle allait avoir un accès. Allongée.

Début de l'A. 2 heures. Plusieurs cris. Pâleur de la face S'est blessée au nez.

Durant l'A. Raide davantage du côté droit. Face violette. Paupières fermées. Bouche ouverte et écumait. Main fermée. Durée de la raideur 3 secondes. Convulsions des deux côtés également. La tête remuait. Se déplaçait. Ne s'est pas mordu la langue. Durée des convulsions 2 secondes.

Fin de l'A. Température 36° 7. A dormi avec ronflement pendant 15 minutes. A uriné. Réveillée à 3 heures. Hébétée. Marchait. Ne comprenait pas ce qu'on lui disait. Revenue complètement à elle à 3 heures et 1/2. Ne se souvient de rien.

Observation 59

Eugénie M., 26 ans (18 mars 1910).

Avant l'A.

Début de l'A. 10 heures 40. Un cri. Pâleur de la face. Couchée.

Durant l'A. Raide davantage du côté gauche. Tête tournée à gauche. Face n'est pas devenue violette. Paupières ouvertes. Yeux regardaient à gauche. Pupilles contractées. Bouche fermée et écumait. Main fermée le pouce en dedans. Durée de la raideur 1 minute. N'a pas eu de convulsions. Restée à la même place. Ne s'est pas mordu la langue.

Fin de l'A. Température 36°8. A dormi avec ronflement. N'a pas uriné. Réveillée à 11 heures 15'. Hébétée. Ne comprenait pas ce qu'on lui disait. Dit ne pas avoir été malade.

Observation 60

Alexandrine M., 18 ans (14 juin 1906).

Avant l'A. N'a pas prévenu qu'elle allait avoir un accès. Allongée.

Début de l'A. 11 heures 30'. N'a pas crié. N'est pas devenue pâle.

Durant l'A. Raide des deux côtés également. Tête tournée à gauche. Face violette. Paupières ouvertes. Yeux regardaient en haut. Pupilles dilatées. Bouche entr'ouverte et écumait. Main ouverte le pouce en dedans. Durée de la raideur 2 secondes. Convulsions des deux côtés également. La tête remuait. Les yeux fixes. La langue mobile. Les membres convulsés. Restée à la même place. Ne s'est pas mordu la langue. Durée des convulsions 4 secondes.

Fin de l'A. Température 36° 8 ; et une demi-heure après 37°. A dormi sans ronfler pendant 1 heure. N'a pas uriné. Réveillée à 12 heures 30'. Pas hébétée. Marchait. Comprenait ce qu'on lui disait. Ne cessait de se gratter. Revenue complètement à elle à 1 heure. Ne se souvient de rien.

Observation 61

Emilie S., 17 ans (30 juin 1900).

Avant l'A. Assise.

Début de l'A. 12 heures 5'. Pâleur de la face.

Durant l'A. Raide des deux côtés également. Tête tournée à droite. Face violette. Paupières ouvertes. Yeux regardaient en haut. Bouche ouverte écumait. Main fermée le pouce en dedans. Durée de la raideur 25 secondes. Convulsions des deux côtés. Tête, yeux et membres remuaient. Restée couchée à la même place. Durée des convulsions 25 secondes.

Fin de l'A. Température 37° 4, 1/2 heure après l'accès 37° 5. A dormi avec ronflement pendant 5 minutes. N'a pas uriné. Réveillée à 12 heures 50'. Fatiguée. Ne marchait pas. Comprenait ce qu'on lui disait. Revenue complètement à elle à 12 heures 50'. Se sentait devenir malade.

Observation 62

Blanche V., 15 ans (26 août 1899).

Avant l'A. Couchée.

Début de l'A. 5 heures 25'. Un cri. Pas de pâleur de la face.

Durant l'A. Raide du côté gauche. Paupières ouvertes.

Yeux regardaient en haut. Pupilles dilatées. Bouche ouverte, n'écumait pas. Main fermée le pouce en dehors. Durée de la raideur 1 minute. Convulsions des deux côtés. Remuait beaucoup. Ne s'est pas mordu la langue.

Fin de l'A. Température 37° 1., 1/2 heure après 37°. Ronfle sans dormir pendant 5 minutes. N'a pas uriné. Hébétée. Comprenait ce qu'on lui disait. Revenue complètement à elle à 5 heures 28'. Ne se souvient de rien.

Observation 63

Eugénie T., 16 ans (18 décembre 1902).

Avant l'A. A prévenu qu'elle allait avoir un accès.

Début de l'A. 2 heures. A frappé des pieds. Tombée sur le côté gauche.

Durant l'A. Raide, davantage du côté droit. Tête tournée à gauche. Face congestionnée. Paupières fermées. Yeux regardaient à gauche. Bouche ouverte. Main fermée. Durée de la raideur quelques minutes. Convulsions davantage du côté droit. La tête, yeux, langue et membres faisaient des mouvements. Restée à la même place. S'est mordu la langue. Durée des convulsions 6 minutes.

Fin de l'A. Température 37°4. N'a pas dormi. N'a pas uriné. Hébétée. Marchait. Comprenait ce qu'on lui disait. Ne se souvient de rien.

Observation 64

Mme G., 36 ans (26 novembre 1906).

Avant l'A. Cri. Grincement des dents. Dormait.

Début de l'A. 11 heures. Cri. Pâleur.

Durant l'A. Raide des deux côtés. Tête tournée à droite. Face violette. Paupières fermées. Bouche ouverte, écumait. Main fermée, pouce en dedans. Durée de la raideur 4 secondes. Convulsions des deux côtés. Mouvements de la tête de droite à gauche. Membres convulsés. Restée à la même place. Pas de morsure de la langue. Durée des convulsions 1 minute.

Fin de l'A. Température 36°8. A dormi sans ronfler pendant 1 heure. Réveillée à 12 heures. Marchait. Comprenait ce qu'on lui disait. Revenue à elle au réveil. Ne se souvient de rien.

Observation 65

Mme A., 35 ans (25 juin 1906).

Avant l'A. Lisait. Assise.

Début de l'A. 2 heures 55'. Pas de cri. Pâleur de la face. Tombée sur le côté gauche.

Durant l'A. Pas de raideur. Tête droite. Pâleur de la face. Paupières ouvertes. Yeux regardaient en haut. Pupilles dilatées. Bouche fermée écumait. Main fermée le pouce en dehors. Convulsions des deux côtés également. La tête et les membres faisaient des mouvements. Restée à la même place. S'est mordu la langue. Durée des convulsions 5 secondes.

Fin de l'A. Température 36°8. Sommeil sans ronflement pendant 1/2 heure. N'a pas uriné. Réveillée à 3 heures 25'. Hébétée. Ne marchait pas. Ne comprenait pas ce qu'on lui disait. Revenue complètement à elle à 3 heures 40'. Ne se souvient de rien.

Observation 66

Catherine R., 19 ans (4 février 1904).

Avant l'A. Dormait.

Début de l'A. 9 heures. Cri.

Durant l'A. Raide des deux côtés. Tête tournée à droite. Face violette. Paupières fermées. Bouche fermée, n'écumait pas. Main fermée, pouce tourné en dedans. Durée de la raideur 3 minutes. Mouvements de la tête, des yeux, de la langue et des membres. Restée à la même place. Pas de morsure de la langue.

Fin de l'A. Température 36°9. A dormi avec ronflement pendant 5 minutes. N'a pas uriné. N'a pas perdu ses matières. S'est réveillée à 9 heures 20. Comprenait ce qu'on lui disait. Revenue à elle à 9 heures 35. Ne se rappelle rien.

Observation 67

Mme Vve D., 34 ans (15 juillet 1906).

Avant l'A. Dormait. N'a pas prévenu qu'elle allait avoir un accès. Allongée.

Début de l'A. 9 heures 55'. Pas de cri. Pas de pâleur.

Durant l'A. Pas de raideur. Tête droite. Face violette. Paupières fermées. Bouche ouverte écumait. Main ouverte le pouce en dedans. Convulsions des deux côtés également. La tête faisait des mouvements. Restée à la même place. Ne s'est pas mordu la langue. Durée des convulsions 4 secondes.

Fin de l'A. Température 36°8. A dormi sans ronflement tout le reste de la nuit jusqu'à 6 heures du matin. Marchait. Comprenait ce qu'on lui disait. Ne se souvient de rien.

Observation 68

Ernestine B., 34 ans (8 juillet 1906).

Avant l'A. Dormait.

Début de l'A. 1 heure.

Durant l'A. Raide des deux côtés. Tête tournée à gauche. Face violette. Paupières fermées. Bouche ouverte écumait. Main fermée, pouce en dedans. Durée de la raideur 4 secondes. Convulsions égales des deux côtés. La tête remuait.

Membres convulsés. Restée à la même place. Pas de morsure de la langue. Durée des convulsions 3 secondes.

Fin de l'A. Température 36°9. Ronflement. N'a pas uriné. Réveillée à 5 heures 15. Marchait. Comprenait ce qu'on lui disait. Revenue complètement à elle au moment du réveil. Ne se souvient de rien.

Observation 69

Marie B., 46 ans (nuit du 1er au 2 juillet 1911).

Avant l'A. Dormait.

Début de l'A. 1 heure. Pas de cri. Pâleur de la face.

Durant l'A. Raide des deux côtés également. Tête tournée à gauche. Pâleur de la face. Paupières ouvertes. Yeux regardaient en bas. Pupilles contractées. Bouche fermée, écumait. Main fermée, le pouce en dedans. Durée de la raideur 4 secondes. Convulsions des deux côtés du corps. La tête remuait de droite à gauche. Restée à la même place. Ne s'est pas mordu la langue. Durée des convulsions 1 minute.

Fin de l'A. Température 37° 1. A dormi sans ronfler pendant la nuit. A uriné sous elle. Réveillée à 5 heures 30'. Hébétée. Marchait. Ne comprenait pas ce qu'on lui disait. Ne se souvient de rien.

Observation 70

Mme B., 37 ans (22 avril 1911).

Début de l'A. 9 heures 30′ du soir. Cri. Pâleur. Couchée.

Durant l'A. Raide des deux côtés. Tête tournée à gauche. Face violette. Paupières ouvertes. Yeux tournés en haut. Pupilles contractées. Bouche ouverte, écumait. Main fermée, pouce en dehors. Durée de la raideur de 20 à 25 secondes. Pas de morsure de la langue.

Fin de l'A. Température 36°8. Dormi sans ronflement une partie de la nuit. A uriné sous elle. Hébétée. Marchait. Comprenait ce qu'on lui disait. Revenue complètement à elle à 6 heures du matin. Ne se souvient de rien.

Observation 71

Mme Ve P., 25 ans (29 février 1906).

Avant l'A. Un cri prolongé. Dormait. N'a pas prévenu qu'elle allait avoir un accès.

Début de l'A. 9 heures. Un seul cri. Couchée. Pâleur de la face.

Durant l'A. Raide des deux côtés également. Tête tournée à gauche. Face violette. Ses paupières s'ouvraient et se fermaient. Yeux regardaient en haut. Pupilles dilatées. Bouche ouverte écumait. Main fermée, le pouce en dehors.

Durée de la raideur 2 secondes. Convulsions des deux côtés. Langue mobile. Membres convulsés. Restée à la même place. Durée des convulsions 1 minute.

Fin de l'A. Température 37°2. N'a pas dormi. N'a pas uriné. Comprenait ce qu'on lui disait. Riait. Revenue complètement à elle à 9 heures 10'. Ne se rappelle rien.

Observation 72

Jeanne S., 31 ans (21 janvier 1905).

Avant l'A. Mouvements. Mangeait. Etait assise.

Début de l'A. 10 heures 1/2. Tombée en avant.

Durant l'A. Raide principalement du côté droit. Tête tournée à gauche. Face congestionnée Paupières entr'-ouvertes. Yeux tournés en dedans. Pupilles dilatées. Bouche fermée, écumait. Pouce gauche tourné en dehors. Durée de la raideur 5 minutes. Convulsions du côté gauche principalement. Mouvements de la tête, des yeux, de la langue et des membres. Restée à la même place. Morsure de la langue.

Fin de l'A. N'a pas uriné. Réveillée 5 minutes après l'accès. Hébétée. Marchait. Paroles incohérentes. Revenue à elle à 11 heures moins 1/4. Se rappelait du début de la crise.

Observation 73

Mme veuve S., 51 ans (21 juillet 1911).

Avant l'A. Cri. Dormait.

Début de l'A. 10 heures. Plusieurs cris. Pâleur.

Durant l'A. Raide des deux côtés. Tête tournée à droite. Paupières fermées. Bouche entr'ouverte écumait. Main fermée, pouce en dedans. Durée de la raideur 3 secondes. Convulsions des deux côtés. La tête, les yeux, la langue, les membres remuaient. Restée à la même place. Pas de morsure de langue. Durée des convulsions 1 minute.

Fin de l'A. Température 36° 8. Dormi sans ronfler pendant 6 heures. N'a pas uriné. Réveillée à 4 heure 30. Comprenait ce qu'on lui disait. Revenue à elle à son réveil. Ne se souvient de rien.

Observation 74

Cécile B., 20 ans (12 août 1913).

Avant l'A. Assise.

Début de l'A. 7 heures 10.

Durant l'A. Raide des deux côtés. Tête tournée à droite. Paupières ouvertes. Yeux regardaient en haut. Pupilles dilatées. Bouche fermée, écumait. Pouce tourné en dehors de la main. Durée de la raideur quelques minutes. Mouvements convulsifs très faibles. Restée à la même place. Pas de morsure de la langue. Durée des convulsions très courte.

Fin de l'A. Température 37°. N'a pas dormi. Marchait. N'a pas uriné. Comprenait ce qu'on lui disait. Revenue à elle immédiatement après la crise. Ne se rappelle rien.

Observation 75

B., 15 ans 1/2 (1er février 1912).

Avant l'A. Cri. Allongée.

Début de l'A. 9 heures. Cri prolongé. Pâleur.

Durant l'A. Raide des deux côtés. Face violette. Paupières ouvertes. Yeux regardaient en haut. Pupilles contractées. Bouche ouverte écumait. Main ouverte, pouce en dedans. Durée de la raideur de 3 à 4 secondes. Convulsions des deux côtés. Mouvements de la tête. Yeux tournés en haut. Membres convulsés. Restée à la même place. Pas de morsure de la langue. Durée des convulsions 4 secondes.

Fin de l'A. Température 36°8. Dormi pendant 30 minutes sans ronfler. N'a pas uriné. Réveillée à 9 heures et 1/2. Marchait. Comprenait ce qu'on disait. Revenue à elle au réveil. Ne se souvient de rien.

Observation 76

Louise D., 22 ans (26 mars 1905).

Avant l'A. Mangeait. Couchée.

Début de l'A. 11 h. 7'.

Durant l'A. Tête penchée à droite. Pâleur. Paupières ouvertes. Yeux regardaient en haut. Pupilles très peu dilatées. Bouche entr'ouverte. Durée de la raideur environ 40 secondes. Se déplaçait dans son lit. Pas de morsure de la langue.

Fin de l'A. Température 37°3. A dormi pendant 5 minutes sans ronfler. N'a pas uriné. Réveillée à 11 h. 15. Marchait. Comprenait ce qu'on disait. S'est rappelé avoir été malade.

Observation 77

Mme C., 33 ans (2 avril 1908).

Avant l'A. Cri pendant 2 secondes. Dormait.

Début de l'A. 9 heures 20'. Cri. Pâleur. Tombé du côté gauche.

Durant l'A. Raide, davantage du côté gauche. Face violette. Paupières ouvertes. Yeux regardaient à gauche. Bouche fermée. Main ouverte. Durée de la raideur 2 minutes. Mouvements des membres. Restée à la même place. Pas de morsure de la langue.

Fin de l'A. A dormi sans ronfler. Réveillée à 10 heures. N'a pas uriné. Marchait comprenait ce qu'on lui disait. Remuait ses draps. Revenue à elle 5 minutes après son réveil. Ne se souvenait de rien.

Observation 78

Jeanne R., 18 ans (17 novembre 1907).

Avant l'A. Cri. Mangeait. Assise.

Début de l'A. 1 heure 25' soir. Pâleur. Couchée.

Durant l'A. Raide des deux côtés, plus fortement du côté droit. Paupières ouvertes. Tête tournée à droite. Yeux regardaient en bas. Pupilles dilatées. Bouche entre-ouverte écumait. Mains fermées, pouces en dehors. Durée de la raideur quelques minutes. Convulsions principalement du côté droit. Cherchait à se lever. Morsure de la langue.

Fin de l'A. Température 36°9. N'a pas dormi. A ronflé environ 3 minutes. N'a pas uriné. Revenue à elle 5 minutes après la crise, s'est plainte de maux de tête. Avant de tomber a appelé une de ses compagnes.

Observation 79

Mme Ve H., 59 ans (15 novembre 1905).

Avant l'A. Dormait, s'est levée.

Début de l'A. 1 heure 40. Pâleur. Tombée sur le côté, s'est blessée.

Durant l'A. Raide des deux côtés. Tête tournée à gauche. Face violette. Paupières ouvertes. Yeux regardaient en haut et en dedans. Pupilles dilatées. Bouche ouverte. Main ouverte, pouce en dedans. Durée de la raideur 3 secondes. Convulsions des deux côtés. Mouvements pe la tête et de la langue. Yeux ouverts immobiles. Membres raides. Restée à la même place. Pas de morsure de la langue. Durée des convulsions 3 minutes.

Fin de l'A. Température 36° 8. N'a pas dormi. A uriné sous elle. Hébétée. Marchait difficilement. Comprenait vaguement ce qu'on disait. Revenue à elle à 2 heures 35. Ne se souvient de rien.

Observation 80

Marie B., 17 ans (10 janvier 1906).

Avant l'A. Dormait.

Début de l'A. 11 heures 50. Pâleur. Tombée tout d'une pièce sur le poignet. Forte épistaxis.

Durant l'A. Raide des deux côtés. Face violette. Paupières ouvertes. Yeux regardaient en haut. Pupille dilatées. Bouche fermée. Main fermée, pouce en dedans. Durée de la raideur 3 secondes. Tête mobile, yeux fixes. Bouche fermée. Membres immobiles. Restée à la même place. Pas de morsure de la langue.

Fin de l'A. Température 36°5. N'a pas uriné. Marchait. Comprenait ce qu'on lui disait. Revenue à elle à 12 heures 5, se souvient d'avoir été malade et d'être tombée sur le parquet.

Observation 81

Jeanne B., 24 ans (2 février 1904).

Avant l'A. Dormait.

Début de l'A. 9 heures. Un cri. Pas de pâleur.

Durant l'A. Raide. Tête tournée à droite. Face violette. Paupières ouvertes. Pupilles contractées. Bouche écumait. Main fermée. Durée de la raideur 5 minutes. Pas de convulsions. Restée à la même place. Pas de morsure de la langue.

Fin de l'A. A ronflé pendant 7 à 8 minutes. N'a pas uriné.

Observation 82

Louise C., 18 ans (25 septembre 1909).

Avant l'A. Rien à signaler.

Début de l'A. 8 heures 40'. Plusieurs cris. Pas de pâleur de la face. Couchée.

Durant l'A. Pas de raideur. La tête tournait de tous les côtés. Paupières ouvertes. Pupilles dilatées. Bouche ouverte. La main remuait continuellement. Pas de convulsion. S'est déplacée par des grands mouvements de droite à gauche.

Fin de l'A. A dormi sans ronflement. N'a pas uriné. Marchait. Comprenait ce qu'on lui disait. Se rappelle avoir été malade.

Observation 83

Maria C., 50 ans (20 septembre 1908).

Avant l'A. Cri. Dormait. N'a pas prévenu qu'elle allait avoir un accès. Allongée.

Début de l'A. 5 heures 40'. Un seul cri. Pâleur de la face.

Durant l'A. Raide des deux côtés également. Tête tournée à gauche. Face violette. Paupières ouvertes. Yeux regardaient en haut. Pupilles dilatées. Bouche fermée écumait. Main fermée, le pouce en dedans. Durée de la raideur 3 secondes. A eu très peu de convulsions des deux côtés également. Membres convulsés. Restée à la même place. Pas de morsure de la langue. Durée des convulsions 2 secondes.

Fin de l'A. Température 36° 0. N'a pas dormi. A uriné. Hébétée. Marchait difficilement. Ne comprenait pas ce qu'on lui disait. Revenue complètement à elle à 6 heures 20'. Ne se souvient de rien.

Observation 84

Antonia F., 18 ans (13 février 1906).

Avant l'A. Cri. A dit qu'elle ne se sentait pas bien. Assise.

Début de l'A. 7 heures 45'. Un seul cri. Pâleur de la face. Tombée sur le côté droit.

Durant l'A. Raideur. Davantage du côté droit. Tête tournée à gauche. Paupières fermées. Bouche fermée, écumait. Main ouverte. Durée de la raideur quelques secondes. Convulsions. Davantage du côté droit. Les membres remuaient. Pas de morsure de la langue. Durée des convulsions quelques secondes.

Fin de l'A. Température 38°4. A dormi sans ronflement pendant 5 minutes. N'a pas uriné. Réveillée à 7 heures 55'. Hébétée. Marchait. Comprenait ce qu'on lui disait. Revenue complètement à elle à 8 heures. A prévenu une malade qu'elle ne se sentait pas bien.

Observation 85

Clara S., 37 ans (2 juillet 1900).

Avant l'A. Cri. Assise. Allongée.

Début de l'A. 2 heures 20'. Un cri. Rougeur de la face. Tombée en arrière.

Durant l'A. Pas de raideur. Tête tournée à droite. Face violette. Paupières fermées. Pupilles dilatées. Bouche fermée. Main fermée, le pouce en dedans. Convulsions. Davantage du côté droit. Ses membres remuaient. Restée à la même place. Pas de morsure de la langue. Durée des convulsions 15 secondes.

Fin de l'A. Température 38°1. A dormi avec ronflement pendant 30 minutes. N'a pas uriné. Réveillée à 2 heures 50'. Hébétée. Ne marchait pas. Ne comprenait pas ce qu'on lui disait. Ne se rappelle rien.

Observation 86

Claire R., 20 ans (nuit du 27 au 28 mai 1915).

Avant l'A. Dormait.

Début de l'A. 11 heures. Cri. Pâleur.

Durant l'A. Raide des deux côtés. Paupières ouvertes. Yeux regardaient en haut. Pupilles contractées. Bouche ouverte écumait. Main ouverte. Durée de la raideur 4 à 5 secondes. Convulsions des deux côtés. La tête remuait ; les yeux fixes ; membres convulsés. Restée à la même place. Pas de morsure de la langue. Durée des convulsions 4 secondes.

Fin de l'A. Température 36°5. A dormi sans ronflement. A uriné sous elle. S'est réveillée à 12 heures 45'. Hébétée. Marchait. Ne disait rien. Ne se rappelle rien.

Observation 87

Blanche D., 18 ans (24 février 1909).

Avant l'A. Rien à signaler.

Début de l'A. 9 heures 40' du soir. Un cri. Pâleur de la face. Couchée.

Durant l'A. Raide. Davantage du côté gauche. Tête tournée à gauche. Face violette. Paupières fermées. Bouche ouverte écumait. Main fermée, le pouce en dedans. Durée de la raideur 1 minute. Convulsions des deux côtés également. S'est déplacée par des petits mouvements. Pas de morsure de la langue. Durée des convulsions 5 minutes.

Fin de l'A. Température 37° 2. A dormi sans ronflement. N'a pas uriné. Hébétée. Marchait. Comprenait ce qu'on lui disait. Revenue complètement à elle à 5 heures 45'. Dit qu'elle n'a pas été malade.

Observation 88

Mme H., 32 ans (22 janvier 1907).

Avant l'A. Allongée.

Début de l'A. 11 heures 30.

Durant l'A. Raide des deux côtés. Tête tournée du côté gauche. Face violette. Paupières fermées. Bouche ouverte, écumait. Main fermée, pouce en dedans. Durée de la raideur 3 secondes. Convulsions des deux côtés. Mouvements de la tête, des yeux, de la langue. Membres convulsés. Restée à la même place. Morsure de la langue.

Fin de l'A. Température 36° 7. A dormi sans ronfler pendant 1 heure. N'a pas uriné. S'est réveillée à 12 h. 30. Marchait. Comprenait ce qu'on lui disait. Revenue à elle au réveil. Se souvient d'avoir été malade.

Observation 89

P., 23 ans (3 mai 1910).

Début de l'A. 11 heures 55'. Plusieurs cris. Pâleur de la face. Tombée.

Durant l'A. Raide des deux côtés également. Tête tournée à gauche. Face violette. Paupières ouvertes. Yeux regardaient en haut. Pupilles contractées. Bouche ouverte écumait. Main fermée, le pouce en dedans. Durée de la raideur 20 à 25 secondes. Pas de convulsions. Ne s'est pas déplacée. Pas de morsure de la langue.

Fin de l'A. Température 36° 6. A dormi sans ronflement. N'a pas uriné. Marchait. Comprenait ce qu'on lui disait. Ne se souvient de rien.

Observation 90

Anna D., 22 ans (10 novembre 1900).

Avant l'A. Se promenait. S'est assise quelques minutes avant l'accident.

Début de l'A. 4 heures 55′ du soir. Cri prolongé. Serait tombée en arrière.

Durant l'A. Raide des deux côtés. Face violette. Paupières fermées. Yeux regardaient en dedans. Pupilles dilatées. Bouche entr'ouverte, écumait. Main fermée, pouce en dedans. Durée de la raideur 40 secondes. Convulsions des deux côtés. Mouvements convulsifs de la tête, des yeux, des membres. Restée à la même place, paraissait énervée. Durée des convulsions 35 secondes.

Fin de l'A. Température 37° 4. Dormi sans ronfler pendant 40 minutes. N'a pas uriné. S'est réveillée fatiguée à 5 heures 35′. Marchait. Comprenait ce qu'on disait. Revenue à elle à 5 heures 40′. Ne se rappelle pas avoir eu un accès.

Observation 91

Eugénie V., 31 ans (14 mars 1900).

Avant l'A. Assise.

Début de l'A. 10 heures 5′ du matin. Cri. Tombée en arrière.

Durant l'A. Raide des deux côtés également. Tête tournée à droite. Face violette. Paupières fermées. Yeux regardaient à droite. Pupilles dilatées. Bouche ouverte écumait. Main fermée, pouce en dedans. Durée de la raideur 25 secondes. Convulsions des deux côtés. La tête, les yeux, les membres remuaient. Restée à la même place. Pas de morsure de la langue. Durée des convulsions 20 secondes.

Fin de l'A. Sommeillait pendant 15 minutes. N'a pas uriné. Réveillée à 10 heures 20′. Hébétée. Ne marchait pas. Ne comprenait pas ce qu'on lui disait. Tournait constamment la tête de droite à gauche. Revenue complètement à elle à 10 heures 55′. Ne se souvient de rien.

Observation 92

Augustine C., 15 ans (25 avril 1903).

Avant l'A. Dormait.

Début de l'A. 9 heures.

Durant l'A. Raide. Tête tournée à gauche. Face violette. Paupières ouvertes. Les yeux regardaient à gauche. Pupilles dilatées. Bouche fermée. Durée de la raideur 5 minutes. Restée à la même place. Pas de morsure de la langue. Durée des convulsions 5 minutes.

Fin de l'A. Ronflait pendant 2 ou 3 minutes. N'a pas uriné. Hébétée. Comprenait ce qu'on lui disait.

Observation 93

Antoinette B., 23 ans (nuit du 28 au 29 octobre 1909).

Avant l'A. Couchée.

Début de l'A. 2 heures 10. Cri prolongé. Pâleur. Tombée en arrière.

Durant l'A. Raide davantage du côté gauche. Tête tournée à droite. Face légèrement violette. Paupières fermées. Les yeux regardaient en haut. Pupilles dilatées. Bouche fermée, écumait. Main fermée, pouce en dedans. Durée de la raideur quelques secondes. Convulsions des deux côtés. Est restée à la même place. Pas de morsure de la langue. Durée des convulsions quelques secondes.

Fin de l'A. Température 37°3. A dormi avec ronflement. N'a pas uriné. S'est réveillée à 2 heures 30. Hébétée Couchée. Se plaignait. Ne se rappelle rien.

Observation 94

Reine T., 30 ans (16 novembre 1905).

Avant l'A. Couchée.

Début de l'A. 4 heures 55'. Un seul cri. Pas de pâleur de la face.

Durant l'A. Raide des deux côtés également. Tête tournée à droite. Face violette. Paupières fermées. Bouche ouverte écumait. Main fermée, le pouce en dehors. Durée de la raideur 2 secondes. Convulsions des deux côtés également. Membres convulsés. Restée à la même place. Pas de morsure de la langue. Durée des convulsions 2 minutes.

Fin de l'A. Température 36° 8. N'a pas dormi. N'a pas uriné. Hébétée. Ne comprenait pas ce qu'on lui disait. Revenue complètement à elle à 5 heures 30'. Ne se souvient de rien.

Observation 95

C., 15 ans (22 décembre 1912).

Avant l'A. Couchée.

Début de l'A. 10 heures 30'. Pas de cri. Pâleur de la face.

Durant l'A. Raide. Davantage du côté droit. Tête tournée à gauche. Face violette. Paupières ouvertes. Yeux regardaient en haut. Pupilles dilatées. Bouche ouverte écumait. Main ouverte, le pouce en dedans. Durée de la raideur 1 minute. Convulsions des deux côtés. Se déplaçait par des grands mouvements. Pas de morsure de la langue. Durée des convulsions 30 secondes.

Fin de l'A. Température 37° 6. N'a pas dormi. N'a pas uriné. Hébétée. Ne comprenait pas ce qu'on lui disait. Revenue complètement à elle à 10 heures 45'. Ne se souvient de rien.

Observation 96

Elisa R., 25 ans (8 mai 1903).

Avant l'A. Allongée.

Début de l'A. 8 heures 5. Cri prolongé. Pâleur. S'est penchée du côté gauche.

Durant l'A. Raide des deux côtés. Tête tournée à gauche. Lèvres violacées. Paupières ouvertes. Les yeux regardaient en haut et à droite. Bouche fermée, écumait. Mains fermées, pouces en dedans. Durée de la raideur 20 secondes. Convulsions des deux côtés. Mouvements convulsifs de la tête, des yeux, des membres. Restée à la même place. Pas de morsure de la langue. Durée des convulsions 20 secondes.

Fin de l'A. Température 37° 4. Sommeil avec ronflement, pendant une demi-heure. N'a pas uriné. S'est réveillée vers 8 heures 50. Fatiguée. Ne comprenait pas ce qu'on lui disait. Revenue à elle vers 10 heures. Se rappelle vaguement avoir été malade, se plaint d'avoir mal à la tête.

Observation 97

Désirée P., 43 ans (17 décembre 1906).

Avant l'A. Cri. Couchée.

Début de l'A. 5 heures 20'. Plusieurs cris. Pâleur de la face. Allongée.

Durant l'A. Raide des deux côtés également. Tête tournée à gauche. Face violette. Paupières ouvertes. Yeux regardaient en dedans. Pupilles dilatées. Bouche ouverte écumait. Main fermée. Convulsions des deux côtés. La tête et les membres remuaient. Restée à la même place. S'est mordu la langue. Durée des convulsions 10 secondes.

Fin de l'A. Température 36° 7. A dormi sans ronflement et pendant 5 minutes. A uriné. Hébétée. Ne comprenait pas ce qu'on lui disait. Revenue complètement à elle 20 minutes après la crise. Ne se souvient de rien.

Observation 98

V., 46 ans (16 décembre 1907)

Début de l'A. 9 heures. Deux cris. Pâleur. Couchée.

Durant l'A. Raide du côté droit davantage. Tête tournée à droite. Face violette. Paupières fermées. Bouche ouverte, écumait. Main fermée, pouce en dedans. Durée de la raideur 2 minutes. Convulsions des deux côtés. Mouvements de la tête. Se déplaçait par de grands mouvements. Durée des convulsions une minute.

Fin de l'A. Température 36° 7. A dormi avec ronflement. N'a pas uriné. S'est réveillée à 9 heures 35. Hébétée. Comprenait ce qu'on lui disait.

Observation 99

Marie B., 19 ans (11 décembre 1907).

Avant l'A. Cri. Assise.

Début de l'A. 1 heure moins 15'. Pas de cri. Pâleur de la face.

Durant l'A. Raide des deux côtés. Tête droite. Face violette. Paupières ouvertes. Yeux regardaient à gauche. Pupilles dilatées. Bouche fermée écumait. Main ouverte, le pouce en dehors. Durée de la raideur 1 minute. Quelques convulsions des deux côtés. Restée à la même place. Pas de morsure de la langue. Durée des convulsions quelques secondes.

Fin de l'A. Température 37° 2. 1/2 heure après 37°. N'a pas dormi. N'a pas uriné. Hébétée. Marchait. Revenue complètement à elle à 1 heure. Ne se souvient de rien.

Observation 100

Joséphine B., 19 ans (18 février 1908).

Avant l'A. Mangeait assise. On l'a allongée.

Début de l'A. 11 heures 20. Pâleur.

Durant l'A. Raide des deux côtés. Tête tournée à droite. Face violette. Paupières ouvertes. Les yeux regardaient en haut. Pupilles dilatées. Bouche entr'ouverte, écumait. Main fermée, pouce en dedans. Durée de la raideur 2 ou

3 minutes. Convulsions des deux côtés. Mouvements des bras. Restée à la même place. Durée des convulsions cinq minutes.

Fin de l'A. Température 37° 6. N'a pas uriné. Paraissait hébétée. Marchait. Comprenait ce qu'on lui disait. Revenue à elle à 11 heures 35. Ne se rappelle rien. Avait mal à la tête.

RÉSULTAT D'ENSEMBLE

NOMBRE DE CAS OBSERVÉS : 100

Numéros correspondant aux questions du plan d'observation	SIGNES	Nombre des cas où le signe existait
	Avant l'accès.	
6	S'est allongée	52
3	Dormait.	34
1	Cri	32
5	S'est assise.	28
2	Mangeait	6
4	A prévenu qu'elle allait avoir un accès.	2
1	A parlé.	1
	Début de l'accès.	
9	Pâleur de la face	68
8	Cri	57
10	Tombée par terre.	32
11	S'est blessée	5

Numéros correspondant aux questions du plan d'observation	SIGNES	Nombre des cas où le signe existait
	Durant l'accès.	
12	Raideur.	92
19	La bouche écumait	77
15	Face violette	76
22	Convulsions des deux côtés également	73
23	Restée à la même place. . .	72
20	Main fermée	72
13	Raideur des deux côtés également.	66
20	Pouce en dedans	59
16	Paupières ouvertes	59
19	Bouche ouverte	51
18	Pupilles dilatées	45
19	Bouche fermée.	44
14	Tête tournée à gauche	42
16	Paupières fermées.	40
17	Yeux regardaient en haut . . .	38
14	Tête tournée à droite.	35
18	Pupilles contractées	18
20	Main ouverte	17
13	Raideur davantage du côté droit	13
22	Convulsions davantage du côté droit	12

Numéros correspondant aux questions du plan d'observation	SIGNES	Nombre des cas où le signe existait
24	Morsure de la langue. . . .	11
14	Tête droite.	11
13	Raideur davantage du côté gauche	10
23	Se déplaçait par des grands mouvements.	7
22	Convulsions davantage du côté gauche	6
	Fin de l'accès.	
27	A dormi.	68
32	Pouvait marcher	59
33	Comprenait ce qu'on lui disait.	58
31	Hébétée.	55
27	Ronflement.	31
29	A uriné sous elle	20
34	Se souvient de son accès. . .	14
30	A perdu ses matières. . . .	2

CONCLUSIONS

I. — Avant l'accès épileptique le signe le plus fréquent est le cri. Dans 34 0/0 des cas, l'accès épileptique survient pendant le sommeil physiologique.

II. — Au début de l'accès épileptique la pâleur de la face est le signe le plus fréquent. Dans cette phase de l'accès le cri initial est encore un signe de haute valeur puisqu'on le trouve dans 57 0/0 de cas.

III. — Durant l'accès la raideur, l'écume de la bouche, la face violette et les convulsions restent des signes capitaux. La morsure de la langue malgré sa renommée est un signe peu fréquent, 11 0/0 des cas, et si on constate des cicatrices de la langue chez presque tous les épileptiques c'est dû à la multiplicité des accès.

IV. — La fin de l'accès est caractérisée par le sommeil pathologique dans une proportion de 68 0/0 avec ronflement dans 31 0/0 des cas, la miction et surtout par de l'amnésie. Enfin le déplacement par des grands mouvements n'existe presque pas, à peine dans 7 0/0 de cas.

Vu, le Président
Ch. ACHARD.

Vu, le Doyen
LANDOUZY.

Vu et permis d'imprimer,
Le Vice-Recteur de l'Université de Paris.
LIARD.

SAINT-AMAND (CHER). — IMPRIMERIE BUSSIÈRE

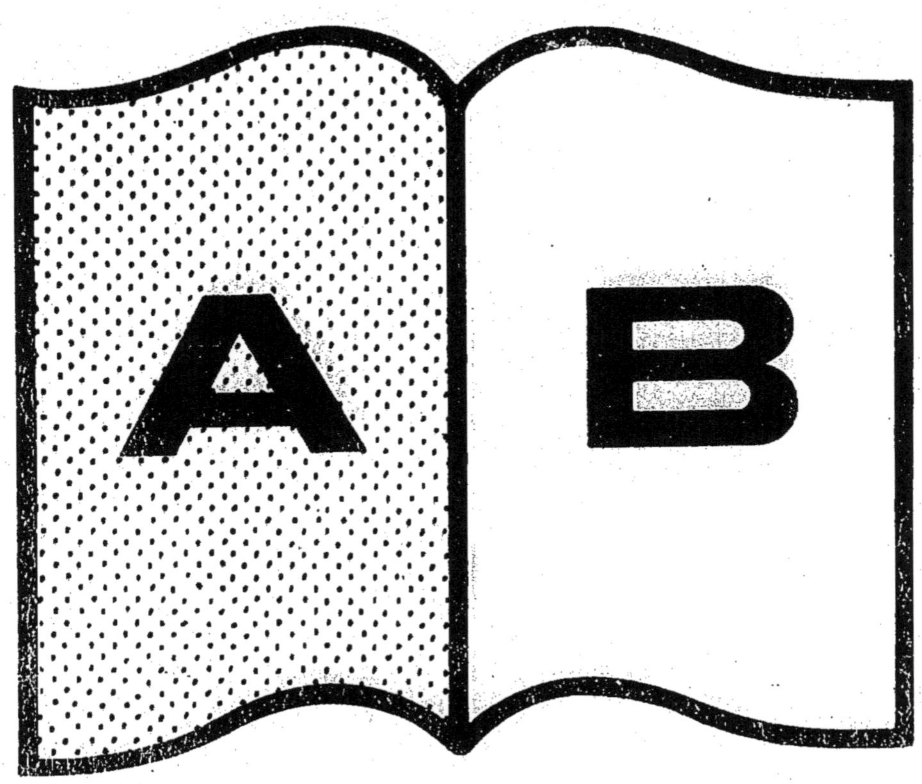

Contraste insuffisant

www.ingramcontent.com/pod-product-compliance
Ingram Content Group UK Ltd.
Pitfield, Milton Keynes, MK11 3LW, UK
UKHW020400230726
13925UKWH00003B/1192